動画つきで一目でわかる　　　家庭の介護シリーズ

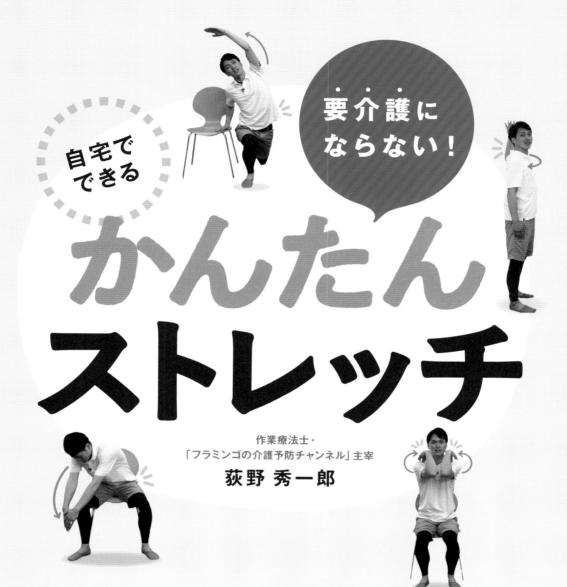

自宅で
できる

要介護に
ならない！

かんたん
ストレッチ

作業療法士・
「フラミンゴの介護予防チャンネル」主宰
荻野 秀一郎

ask

はじめに

　日々の暮らしの中で知らない間に体に負担がかかっている事があります。例えば頭の重さはボーリングの 11 ポンドの球と同じ 5～6kg あると言われているため、顔を上げて頭を支えるだけでも筋肉に負担がかかり、首こりや肩こりが生じます。また姿勢不良で自分の体重が過剰に腰にかかると腰痛が起きてしまいます。このように自分の体重が支えられなくなった時や必要以上の負荷が筋肉にかかり続けることで慢性的な痛みが起こります。

　また活動や仕事の中で重たいものを持ち上げる時、強い負荷が筋肉にかかり腰を痛めることや、デスクワークなど長時間同じ姿勢を取り続けることで筋肉が固まり首や肩を痛めてしまうなど、環境要因によっても痛みに悩まされてしまいます。

　痛みを解消するためには現状自分にどのような負担がかかってしまっているか確認する必要があります。過剰な負担がかかり続けることでの痛みなのか、支える筋力が低下したことで支えきれず痛みが引き起こされているか、筋肉が同じ姿勢で硬くなり本来の力を発揮できず痛みが起きているのか。

　これらの要因を見つけて適切な運動を行うことが体をケアするうえで重要になってきます。

　そして運動方法の一つとしておすすめなのが筋肉を伸び縮みさせて硬さをとり、筋肉への血流も高める効果があるストレッチです。

お家で椅子に座りながらでも寝ながらでもできるため運動習慣としても取り入れやすく、高い負荷をかけたトレーニングとは違うので体に優しく、シニアの方も取り入れやすい運動方法です。

　この本では体の痛みを解消したい方、筋肉の硬さをほぐしたい方、無理なく運動を継続したい方に向けて、4パターンの体の調子を整える運動をご紹介します。ご自身の体の状態に合った運動方法を選択していただき、今よりも体の調子を高めたり心身ともに健康に近づけるように私と一緒に取り組んでみましょう。

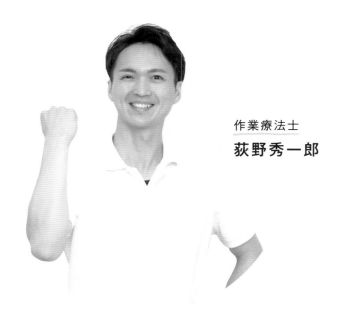

作業療法士
荻野秀一郎

＊作業療法士

作業療法士は身体に障害のある方に手芸や工作等さまざまな活動を用いて、生活機能や身体機能の回復・維持および開発を促し、治療、指導、援助を行う福祉専門職のこと。

目次

はじめに ……………………………………………… 2

この本の使い方とページの説明 ……………… 8

この本でストレッチする筋肉と
その筋肉の役割 ………………………………… 12

Column 水分補給の大切さ ……………… 14

Part 1 肩こり・腰痛があり、生活内の運動負荷がある方のための静的ストレッチ

肩こりのストレッチ

1 首の後ろのストレッチ①
[いすに座って行う] ……………… 16

2 首の後ろのストレッチ②
[寝て行う] ……………… 18

3 首の横のストレッチ①
[いすに座って行う] ……………… 20

4 首の横のストレッチ②
[寝て行う] ……………… 22

5 首の前のストレッチ①
[いすに座って行う] ……………… 24

6 首の前のストレッチ②
[寝て行う] ……………… 26

7 首の内部のストレッチ①
[いすに座って行う] ……………… 28

8 首の内部のストレッチ②
[寝て行う] ……………… 29

9 僧帽筋上部のストレッチ①
[いすに座って行う] ……………… 30

10 僧帽筋上部のストレッチ②
[寝て行う] ……………… 32

腰痛のストレッチ

11 広背筋のストレッチ①
[いすに座って行う] ……………… 34

12 広背筋のストレッチ②
[いすに座って行う] ……………… 36

13 脊柱起立筋のストレッチ①
[いすに座って行う] ……………… 38

14 脊柱起立筋のストレッチ②
[いすに座って行う] ……………… 39

15 腰方形筋のストレッチ①
[いすに座って行う] ……………… 40

16 腰方形筋のストレッチ②
[いすに座って行う] ……………… 42

17 腸腰筋のストレッチ①
[いすに座って行う] ……………… 44

18 腸腰筋のストレッチ②
[立って行う] ……………… 46

19 腸腰筋のストレッチ③
[立って行う]----------48

20 僧帽筋中部のストレッチ
[いすに座って行う]----------50

21 僧帽筋下部のストレッチ
[いすに座って行う]----------52

Column スマホ首ってなに？----------54

Part 2 肩こり・腰痛があり、生活内の運動負荷がない方のための動的ストレッチ

肩こりの動的ストレッチ

1 後頭下筋の動的ストレッチ①
[いすに座って行う]----------56

2 後頭下筋の動的ストレッチ②
[いすに座って行う]----------58

3 胸鎖乳突筋の動的ストレッチ①
[いすに座って行う]----------61

4 胸鎖乳突筋の動的ストレッチ②
[いすに座って行う]----------62

5 大胸筋の動的ストレッチ①
[いすに座って行う]----------65

6 大胸筋の動的ストレッチ②
[いすに座って行う]----------66

7 小胸筋の動的ストレッチ
[いすに座って行う]----------67

腰痛の動的ストレッチ

8 広背筋の動的ストレッチ①
[いすに座って行う]----------68

9 広背筋の動的ストレッチ②
[いすに座って行う]----------70

10 腰方形筋の動的ストレッチ①
[いすに座って行う]----------72

11 腰方形筋の動的ストレッチ②
[いすに座って行う]----------74

12 僧帽筋の動的ストレッチ①
[いすに座って行う]----------76

13 僧帽筋の動的ストレッチ②
[いすに座って行う]----------78

14 腸腰筋の動的ストレッチ①
[立って行う]----------80

15 腸腰筋の動的ストレッチ②
[立って行う]----------82

16 大腿四頭筋の動的ストレッチ①
[立って行う]----------84

17 大腿四頭筋の動的ストレッチ②
[いすに座って行う]----------88

18 僧帽筋の動的ストレッチ
[寝て行う]-------------------- 90

19 腰方形筋の動的ストレッチ
[寝て行う]-------------------- 92

20 広背筋の動的ストレッチ
[寝て行う]-------------------- 94

Column 介護保険の利用について -- 96

Part 3 | 肩こり・腰痛がなく、生活内の運動負荷がある方のための静的ストレッチ

肩こりの静的ストレッチ

1 頭板状筋の静的ストレッチ
[いすに座って行う]-------------------- 98

2 後頭下筋の静的ストレッチ
[いすに座って行う]-------------------- 100

3 胸鎖乳突筋の静的ストレッチ
[いすに座って行う]-------------------- 101

4 僧帽筋の静的ストレッチ①
[いすに座って行う]-------------------- 104

5 僧帽筋の静的ストレッチ②
[いすに座って行う]-------------------- 106

6 大胸筋の静的ストレッチ①
[立って壁に手をついて行う]-------------------- 107

7 大胸筋の静的ストレッチ②
[立って壁に手をついて行う]-------------------- 110

8 小胸筋の静的ストレッチ
[立って壁に手をついて行う]-------------------- 112

腰痛の静的予防ストレッチ

9 腹筋の静的予防ストレッチ①
[立って行う]-------------------- 114

10 腹筋の静的予防ストレッチ②
[立って行う]-------------------- 115

11 広背筋の静的予防ストレッチ
[立って行う]-------------------- 118

12 腰をひねる静的予防ストレッチ
[いすに座って行う]-------------------- 120

13 ハムストリングスの
静的予防ストレッチ①
[いすに座って行う]-------------------- 122

14 ハムストリングスの
静的予防ストレッチ②
[立って行う]-------------------- 124

15 大腿四頭筋の
静的予防ストレッチ
[立って行う]-------------------- 126

16 脊柱起立筋（背筋）の
静的予防ストレッチ
[寝て行う]──────── 128

17 脊柱起立筋（腰筋）の
静的予防ストレッチ
[寝て行う]──────── 129

Part 4　肩こり・腰痛がなく、生活内の運動負荷がない方のための予防運動

首の予防体操

1 首の運動①
[立って行う]──────── 132

2 首の運動②
[立って行う]──────── 133

3 僧帽筋の運動①
[いすに座って行う]──────── 134

4 僧帽筋の運動②
[いすに座って行う]──────── 136

5 脊柱起立筋の運動
[立って行う]──────── 137

6 大胸筋の運動
[いすに座って行う]──────── 138

7 僧帽筋の運動③
[いすに座って行う]──────── 139

8 大胸筋と広背筋の運動
[いすに座って行う]──────── 140

腰の予防体操

9 腰方形筋の運動
[いすに座って行う]──────── 141

10 背筋の運動①
[いすに座って行う]──────── 142

11 背筋の運動②
[いすに座って行う]──────── 144

12 体幹の運動①
[いすに座って行う]──────── 146

13 体幹の運動②
[いすに座って行う]──────── 148

14 骨盤を支える腹筋の運動
[立って行う]──────── 150

15 股関節の運動
[立って行う]──────── 152

16 臀筋の運動①
[立って行う]──────── 154

17 臀筋の運動②
[立って行う]──────── 156

18 腸腰筋の運動
[いすに座って行う]──────── 158

ストレッチの記録表──────── 159

この本の 使い方と ページの説明

この本は「本」と「動画」で構成されています。
まず、下のQRコードからASK Onlineに入り、
利用者登録をしましょう。

 左のQRコードから、動画を見ることができます。
ASK Onlineの利用者登録がお済みでない方は、
登録後に動画を見ることができます。

どのストレッチをどんなふうにしたらよいか

この本は4つのパートからできています。

利用者の方は、4つのパートから自分に合ったストレッチを選んで行います。どのストレッチをするかは**右のページの「おすすめストレッチ サクッと診断チャート」**を利用してください。

もちろん、該当していないストレッチをしても**OK**です。右の診断はあくまでも、**「たくさんあるストレッチの中からどれをやったらいいかわからない」**という方のための指針にすぎません。

ストレッチは以下のサイクルを利用して、日常生活の中に取り入れ、継続して行うようにしましょう。記録をする場合は159ページの「ストレッチの記録表」を利用してください。

ストレッチを継続するためのPDCAサイクル

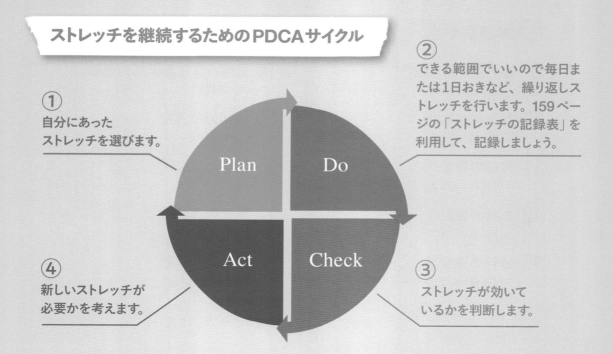

① 自分にあった
ストレッチを選びます。

② できる範囲でいいので毎日または1日おきなど、繰り返しストレッチを行います。159ページの「ストレッチの記録表」を利用して、記録しましょう。

Plan　Do

Act　Check

④ 新しいストレッチが
必要かを考えます。

③ ストレッチが効いて
いるかを判断します。

［ おすすめストレッチ サクッと診断チャート ］

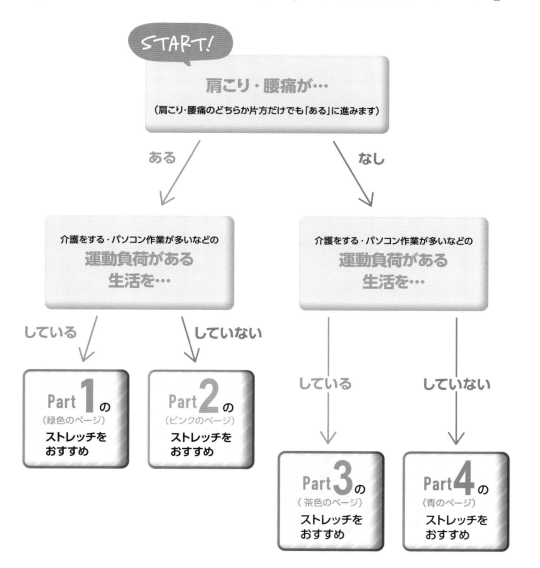

START!

肩こり・腰痛が…
（肩こり・腰痛のどちらか片方だけでも「ある」に進みます）

ある　　　　　　　　なし

介護をする・パソコン作業が多いなどの
**運動負荷がある
生活を…**

介護をする・パソコン作業が多いなどの
**運動負荷がある
生活を…**

している　　していない

Part 1 の
（緑色のページ）
ストレッチを
おすすめ

Part 2 の
（ピンクのページ）
ストレッチを
おすすめ

している　　していない

Part 3 の
（茶色のページ）
ストレッチを
おすすめ

Part 4 の
（青のページ）
ストレッチを
おすすめ

運動負荷とは
たとえば…

「介護をする」「パソコン作業が多い」のほかに次のようなものがあります。

❶ 重い物を動かす・運ぶ
❷ かがむ・起き上がる動作をする
❸ 片方の腕（脚）に極端な力がかかる
❹ 動作は軽いものだが、その動作を長時間行う

ページの内容の説明

1セットをどのくらい
行うかが書かれています

からだのどの筋肉をストレッチ
するのかを示しています

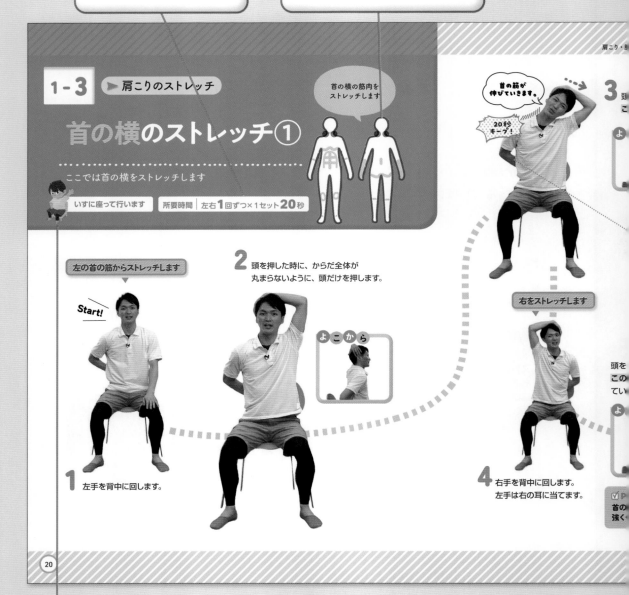

1-3 ▶ 肩こりのストレッチ

首の横の筋肉を
ストレッチします

首の横のストレッチ①

ここでは首の横をストレッチします

いすに座って行います ｜ 所要時間 ｜ 左右1回ずつ×1セット20秒

首の筋が
伸びていきます。

20秒
キープ！

3 頭
こ

よ

2 頭を押した時に、からだ全体が
丸まらないように、頭だけを押します。

左の首の筋からストレッチします

Start!

よこから

右をストレッチします

頭を
この
てい

よ

1 左手を背中に回します。

4 右手を背中に回します。
左手は右の耳に当てます。

首の
強く

20

ストレッチの
姿勢を示す
アイコン

 座って行います
いすを用意
しましょう。

 寝て行います
ベッドではなく布団
でも大丈夫です。

 立って行います
いすにつかまりながら
行うこともあります。

10

静的ストレッチと動的ストレッチの違い

静的ストレッチは、筋肉を伸ばすために、一定の時間、筋肉を伸ばした状態で保持するストレッチのことです。
本書では **Part1** と **Part3** が相当します。

動的ストレッチは、反動をつけて筋肉や関節に負荷をかけることによって、筋肉それ自体を柔らかくしたり、関節の可動域を広くしたりするストレッチのことです。
本書では **Part2** が相当します。

Part は色で
区別されています

運動負荷がある方のための静的ストレッチ

ます。
プしていきます。

oint
痛くて背中に手が回せない方は
〜んとした状態でもOKです。
く行っていきましょう。

Part 1
Part 2
Part 3
Part 4

20秒
キープ！

す。
し

荻野先生の動きは「鏡像」になっています。
これは動画の中でも同様です。先生が「右の首」
と言うときには、ストレッチする人は「右の首」
を伸ばします。
（一部わかりやすくするために、鏡像ではなくしているページもあります。）

る感じがあればOKです。
めるので、ゆっくり伸ばしましょう。

21

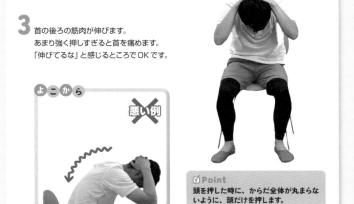

3 首の後ろの筋肉が伸びます。
あまり強く押しすぎると首を痛めます。
「伸びてるな」と感じるところでOKです。

よこから

悪い例

☑Point
頭を押した時に、からだ全体が丸まらないように、頭だけを押します。

「悪い例」も載せていますので、
自分の動きをチェックしましょう。

11

[この本でストレッチする筋肉とその筋肉の役割]

からだの前の筋肉	その働き
首の前の筋肉 (1-5、1-6)	頭を前に倒す。あごを引く。
大胸筋 (2-5、2-6、3-6、3-7、4-6、4-8)	腕を内に寄せる、内にひねる、 腕を持ち上げる。
小胸筋 (2-7、3-8)	肩甲骨を引き下げる。 息を吸う際肋骨を引き上げ呼吸を補助する。
腹筋 (3-9、3-10)	腹直筋は体をお辞儀するようにかがめる、 腹斜筋は体を左右に傾けたりねじる。
骨盤を支える腹筋 (4-14)	大腿骨とともに足の衝撃を吸収したり、 重たい上半身を支える。
大腿四頭筋 (2-16、2-17、3-15)	立ち上がる時や階段を登る時などに 膝を伸ばす。

からだの後ろの筋肉	その働き
首の後ろの筋肉 (1-1、1-2)	上を見上げるように頭を動かす。
僧帽筋（上部・中部・下部）(2-12、2-13、 2-18、3-4、3-5、4-3、4-4、4-7)	肩甲骨を上下に動かしたり、背骨に寄せる。
僧帽筋上部 (1-9、1-10)	肩甲骨を上に持ち上げる。
僧帽筋中部 (1-20)	肩甲骨を背骨に寄せる。
僧帽筋下部 (1-21)	肩甲骨を下に引き下げる。
広背筋（背筋）(1-11、1-12、2-8、2-9、 2-20、3-11、4-8、4-10、4-11)	腕を後ろに引く、脇を閉じるように 内側に寄せる。内側にねじる。
脊柱起立筋 (1-13、1-14、3-16、3-17、4-5)	背筋を伸ばしたり背骨を支える。

後頭下筋 (2-1、2-2、3-2)	上を見るように頭を持ち上げる。 左右に傾ける。
頭板状筋 (3-1)	首を反らし上を見上げるように頭を動かす。 後ろを見る。
臀筋 (4-16、4-17)	足を後ろに引く。骨盤を安定させる。

からだの内部の筋肉	その働き
首の内部の筋肉 (1-7、1-8)	頭が下がらないように正しい位置に 安定させる。
腰方形筋 (1-15、1-16、2-10、2-11、2-19、4-9)	骨盤を後ろから支える。上半身を左右に倒す。
腸腰筋 (1-17、1-18、1-19、2-14、2-15、4-18)	股関節を持ち上げたり、上半身を前に倒す。
ハムストリングス (3-13、3-14)	膝を曲げる。

からだの前から後ろにかけての筋肉	その働き
首の横の筋肉（胸鎖乳突筋） (1-3、1-4)	頭を前に倒したり左右を向く。
胸鎖乳突筋 (2-3、2-4、3-3)	頭を前に倒したり左右を向く。
腰 (3-12)	背骨（腰椎）を支える姿勢を維持する。
首 (4-1、4-2)	頭を支える。

その他	その働き
体幹 (4-12、4-13)	胴体全体のことを指し姿勢を安定させたり バランスをとる。
股関節 (4-15)	歩く際に足を振り出したり、体重を支える。

水分補給の大切さ

　運動は思ったよりも多くの汗をかきます。汗を正しくかくことができるのは、からだがきちんと機能しているので、喜ばしいことです。

　たとえば、本書のストレッチも、「筋肉を伸ばすだけなので汗なんてかかない」と思う方もいらっしゃるでしょう。

　ストレッチもじっくりと集中して行うと、からだが温まり、じんわり汗をかいてきます。

　そんなときに忘れてはならないのが水分補給です。

　人間のからだは、**成人男性で60％、成人女性で55％の水分**で構成されています。つまり、60キロの女性は33リットルの水分をからだに蓄えているのです。

　人間のからだの水分は、栄養や不要物を運んだり、体温を調節したり、新陳代謝を促したりと大切な役割をもっています。

　この水分量が減ると、脱水状態になり、熱中症と呼ばれる症状を引き起こします。

　ストレッチは、ぜひ、水筒かペットボトルで**水分を補給しながら行ってください。**水分はスポーツ飲料でもよいですし、水でも大丈夫です。**夏に大量の汗をかくときなどは、塩分補給も同時に行います。**

　運動をしていないときでも水分補給は必要ですが、普段からスポーツ飲料をがぶ飲みすると、スポーツ飲料の糖分で糖尿病を引き起こすことも考えられます。

　水を小まめに適切に摂取するのが一番良いでしょう。

肩こり・腰痛があり、
生活内の運動負荷が
ある方のための
静的ストレッチ

硬くなり、血行が悪くなった筋肉を
ゆっくり伸ばしてほぐすストレッチを行いましょう。

首の後ろのストレッチ①

首の後ろの筋肉を
柔らかくしていきます

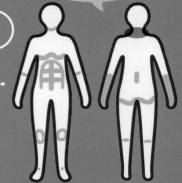

ここでは首の後ろをストレッチします

| いすに座って行います | 所要時間 | 1セット20秒 |

1 頭の後ろに手を回しましょう。

Start!

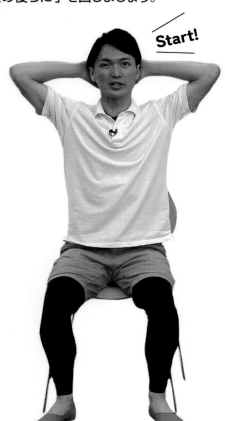

よこから

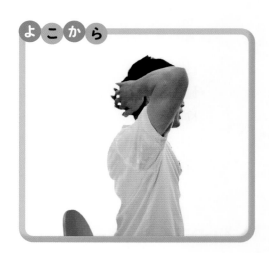

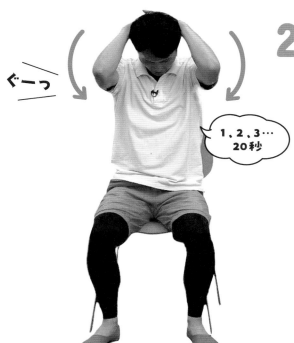

ぐーっ

1、2、3…
20秒

2 手でぐーっと頭を下に押します。
20秒1セットです。

よこから

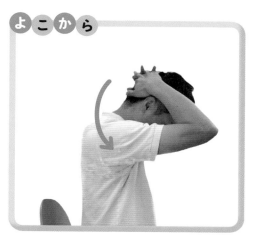

3 首の後ろの筋肉が伸びます。
あまり強く押しすぎると首を痛めます。
「伸びてるな」と感じるところでOKです。

よこから

悪い例 ✗

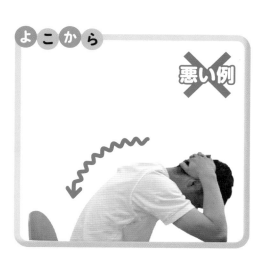

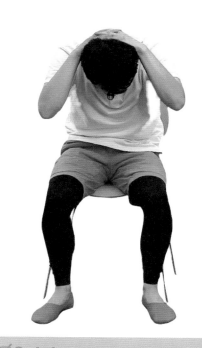

☑ Point
頭を押した時に、からだ全体が丸まらな
いように、頭だけを押します。

首の後ろの筋肉を
柔らかくしていきます

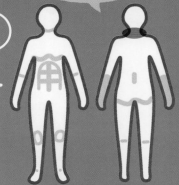

首の後ろのストレッチ②

首の後ろの筋のストレッチを行います

| 寝て行います | 所要時間 | 10秒×2セット |

Start!

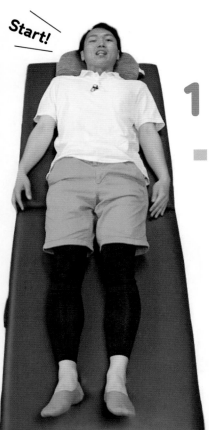

1 ベッドにあおむけになります。

よこから

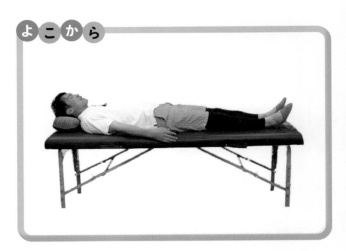

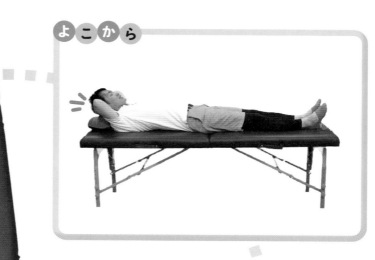

2 頭の後ろに手を回します。

よ こ か ら

3

おへそをのぞき込むように頭を持ち上げます。
10秒を2セット行います。

1、2、3…
10秒

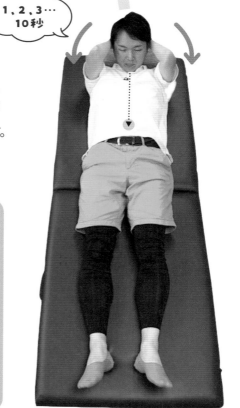

よ こ か ら

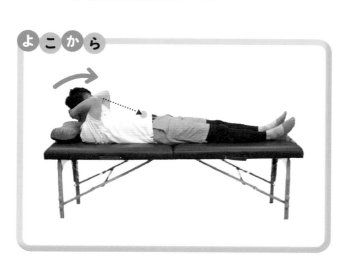

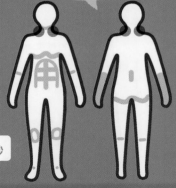

首の横の筋肉を
ストレッチします

首の横のストレッチ①

ここでは首の横をストレッチします

| いすに座って行います | 所要時間 | 左右 **1** 回ずつ×1セット **20** 秒 |

左の首の筋からストレッチします

Start!

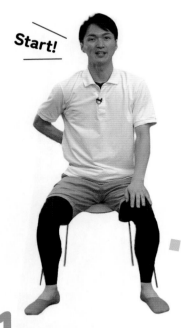

1 左手を背中に回します。

2 頭を押した時に、からだ全体が
丸まらないように、頭だけを押します。

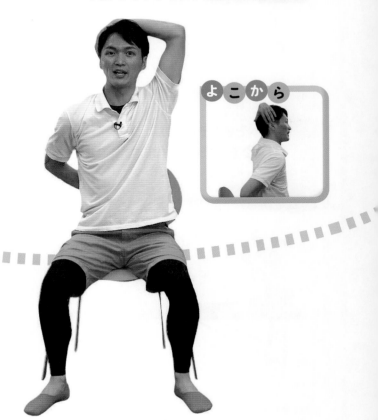

よこから

Part 1
Part 2
Part 3
Part 4

首の筋が
伸びていきます。

20秒
キープ！

3 頭を右に倒していきます。
このまま**20秒キープ**していきます。

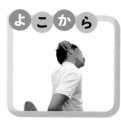

よこから

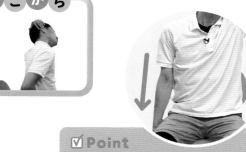

☑**Point**
肩が痛くて背中に手が回せない方は
だらーんとした状態でも**OK**です。
無理なく行っていきましょう。

右をストレッチします

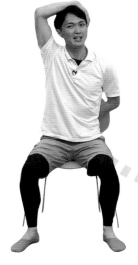

4 右手を背中に回します。
左手は右の耳に当てます。

5 頭を左に倒していきます。
このまま**20秒キープ**し
ていきます。

よこから

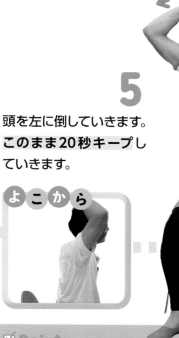

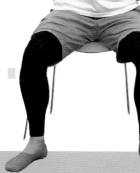

20秒
キープ！

☑**Point**
首の横の筋肉がつっぱる感じがあれば**OK**です。
強く引っ張ると首を痛めるので、ゆっくり伸ばしましょう。

首の横の
ストレッチを行います

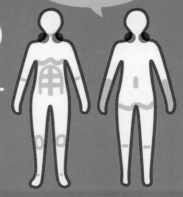

首の横のストレッチ②

ここでは首の横をストレッチします

| 寝て行います | 所要時間 | 左右**1**回ずつ×1セット**20**秒 |

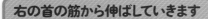

右の首の筋から伸ばしていきます

Start!

ぐーっ

1、2、3…
20秒

2 手でぐーっと頭を引っ張ります。
20秒1セットです。

よこから

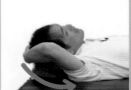

1 あおむけに寝て、
左手で右の耳をつかみ、
真横に傾けていきます。

☑ Point
伸びる感じが少ない方は、右手を
ぐーっと下に引っ張ってあげると、
しっかりと首の筋が伸びてきます。

左の首の筋を伸ばしていきます

3 右手で左の耳をつかみます。

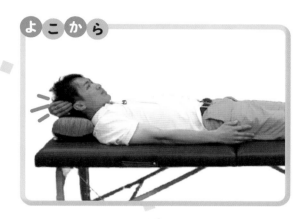

よこから

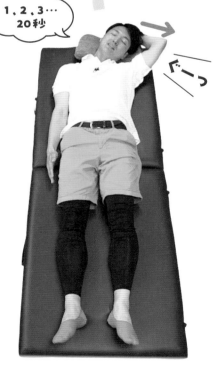

1、2、3…
20秒

ぐーっ

4

頭を真横に傾けていきます。
左手は下に引きましょう。

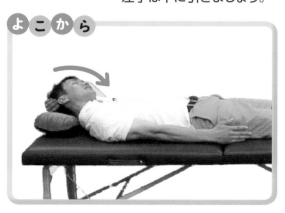

よこから

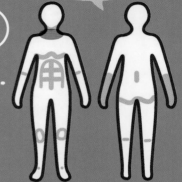

首の前の筋肉を
ストレッチして
いきます

首の前のストレッチ①

ここでは首の前をストレッチします

いすに座って行います | 所要時間 | **1**セット**20**秒

1 両手を合わせてあごの下に当てます。

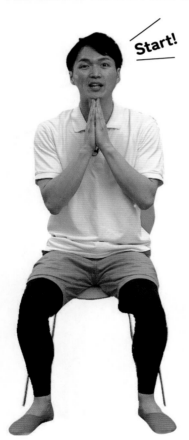

Start!

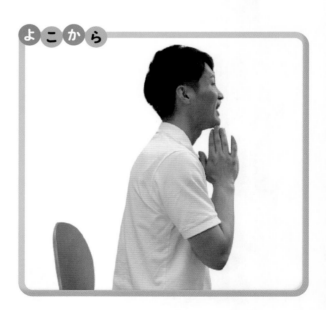

よこから

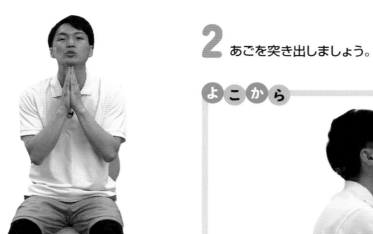

2 あごを突き出しましょう。

よこから

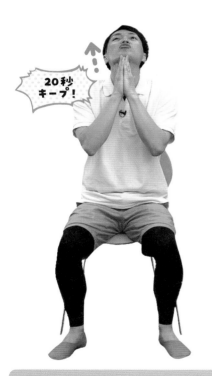

20秒キープ！

3 この状態で上を見上げると、
首の前の筋肉が突っ張ってきます。
20秒伸ばしていきましょう。

よこから

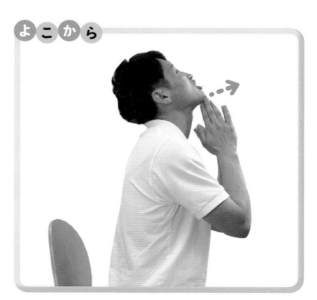

☑ **Point**
あごを突き出すのがポイントです。

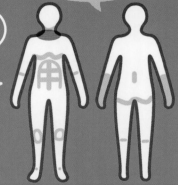

首の前の筋肉を
ストレッチして
いきます

首の前のストレッチ②

ここでは首の前の筋肉をストレッチします

| 寝て行います | 所要時間 | 1セット**20**秒 |

Start!

1 あおむけに寝て、
両手を合わせて
あごの下に当てます。

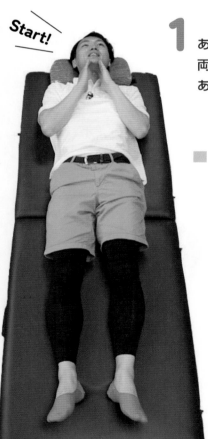

よこから

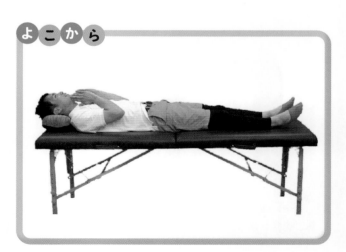

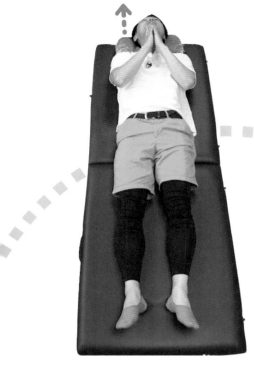

2 上をのぞき込むように押し上げます。

よこから

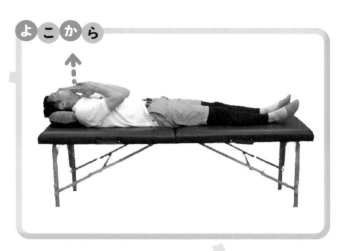

3

あごをうーっと突き出すと首の前
の筋肉が伸びていきます。
20秒行います。

よこから

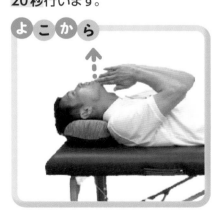

うーっ

20秒
キープ！

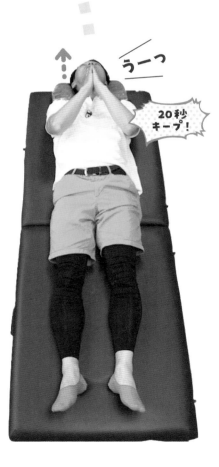

☑ **Point**
上をのぞき込むことを意識しましょう。
伸びている感じが少ない方はあごをうーっと突き出すと
伸びる感じが出てきます。

首の内部のストレッチ①

首の内部の筋肉を
伸ばしていきます

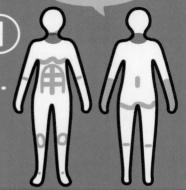

ここでは首の内部の筋肉をストレッチします

いすに座って行います	所要時間	**1**セット**20**秒

1
頭の後ろに手を回しましょう。
おへそを見るように頭を下に押します。

Start!

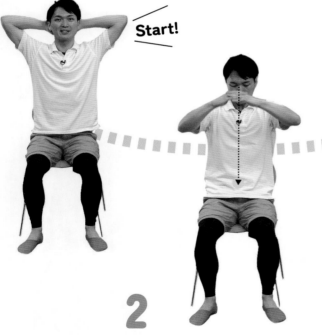

2
この状態で頭を後ろに引きます。
手は頭を下に押し、
頭は後ろに引き、力を拮抗させます。

1、2、3…
20秒

3
20秒行います。

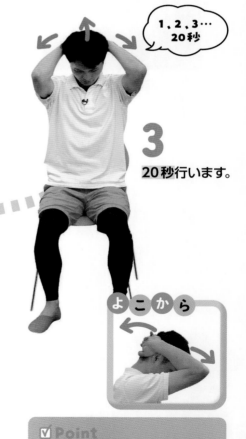

よこから

☑ **Point**
力を別々の方向に向けましょう。

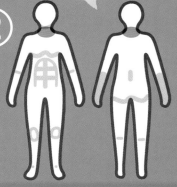

首の内部の筋肉を
ストレッチして
いきます

首の内部のストレッチ②

ここでは首の内部の筋肉をストレッチします

| 寝て行います | 所要時間 | 1セット**10**秒×**2**回 |

1
ベッドにあおむけになります。
両手は頭の後ろに回します。

Start!

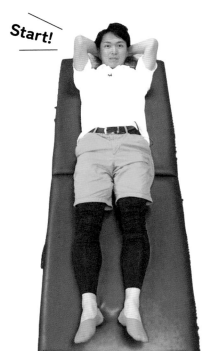

2
おへそを見るように手は頭を持ち上げ、
頭は枕に押しつけていきます。
力を逆方向に働かせていきます。
10秒2セット行っていきます。

1、2、3…
10秒

ぐーっ

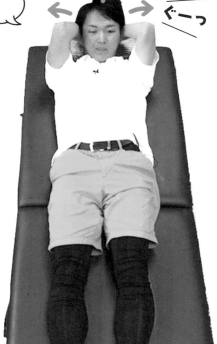

☑ **Point**
首の後ろの筋がぐーっ
と伸びる感じを出して
いきましょう。

よこから

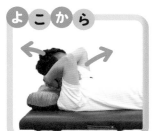

首の後ろの筋肉を
伸ばしていきます

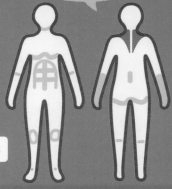

僧帽筋上部のストレッチ①

ここでは僧帽筋上部を伸ばします

| いすに座って行います | 所要時間 | 左右**1**回ずつ×1セット**20**秒 |

左の首の筋からストレッチします

1 頭の後ろに手を回します。

よこから

Start!

2 右の股関節の付け根に
向かって頭を押します。

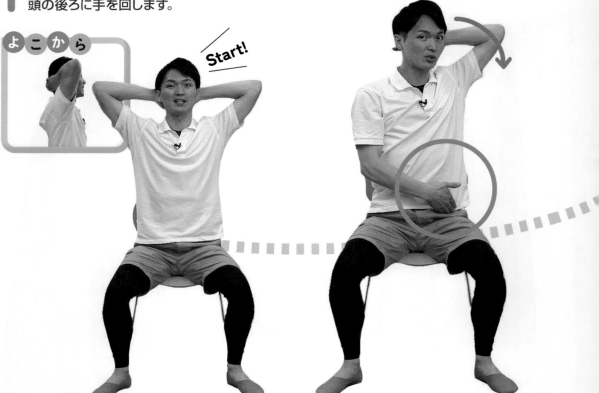

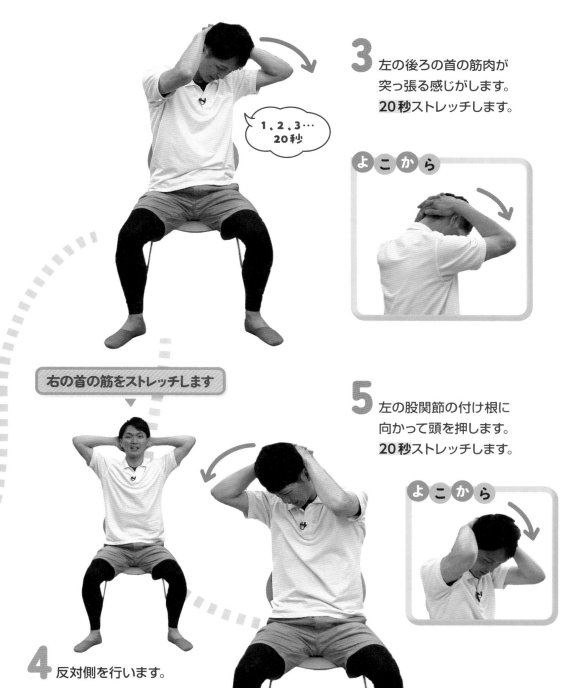

3 左の後ろの首の筋肉が
突っ張る感じがします。
20秒ストレッチします。

1、2、3…
20秒

よこから

右の首の筋をストレッチします

5 左の股関節の付け根に
向かって頭を押します。
20秒ストレッチします。

よこから

4 反対側を行います。

1、2、3…
20秒

☑ **Point**
おでこを左の股関節の
付け根にしっかりと
近づけましょう。

Part 1

Part 2

Part 3

Part 4

首の後ろの筋肉を
伸ばしていきます

僧帽筋上部のストレッチ②

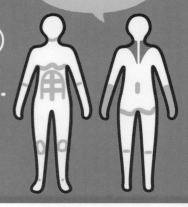

ここでは僧帽筋上部を伸ばします

| 寝て行います | 所要時間 | 左右 **2** 回ずつ×1セット **10** 秒 |

左の首の筋からストレッチします

1 あおむけに寝て、
頭の後ろに手を回します。

Start!

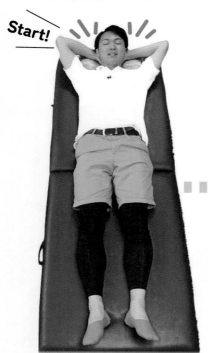

2 左の骨盤を
のぞき込むように
頭を起こしていきます。

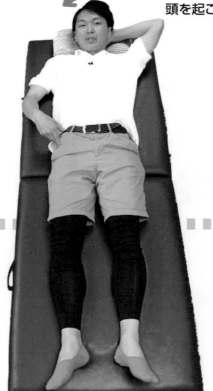

3 首の後ろの筋が伸びます。

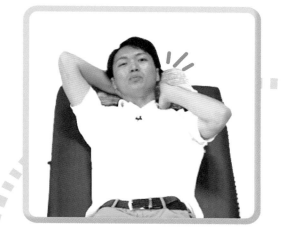

4 10秒を2セット
行います。

1、2、3…
10秒

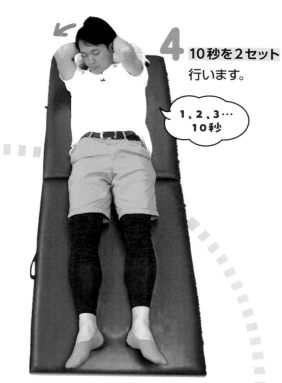

Part
1

Part
2

Part
3

Part
4

1、2、3…
10秒

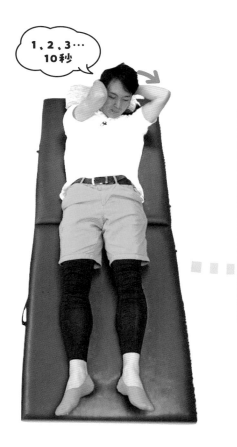

右の首の筋をストレッチします

よこから

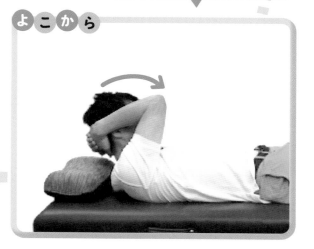

5 反対側を行います。
右の骨盤をのぞき込むように行います。
10秒を2セット行います。

1-11 ▶ 腰痛のストレッチ

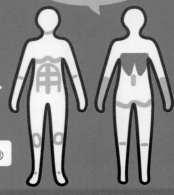

脇の下の筋肉を
伸ばしていきます

広背筋のストレッチ①

ここでは広背筋を伸ばします

| いすに座って行います | 所要時間 | 左右**1**回ずつ×1セット**20**秒 |

左の脇の下からストレッチします

1 足を大きく開きます。

Start!

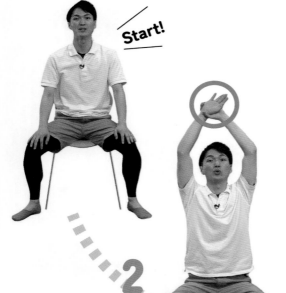

2 左の手首を右手で
つかみます。

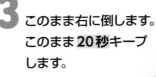

3 このまま右に倒します。
このまま**20**秒キープ
します。

20秒
キープ！

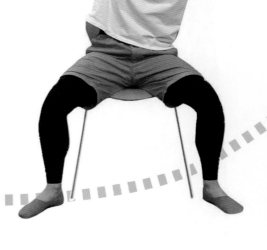

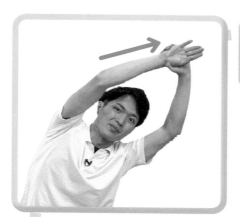

☑ **Point**
伸びる感じが少ないときは
右手で左手を引っ張ります。

右の脇の下をストレッチします

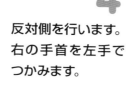

4
反対側を行います。
右の手首を左手で
つかみます。

20秒
キープ！

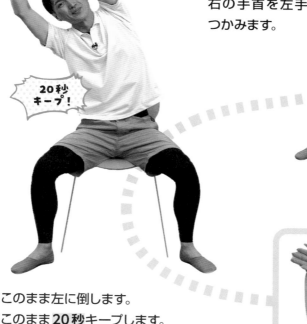

5 このまま左に倒します。
このまま **20秒** キープします。

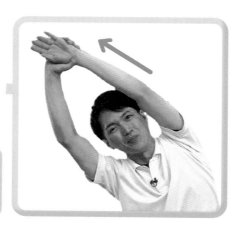

☑ **Point**
伸びる感じが少ないときは左手で
右手を引っ張り、もっと外に倒します。

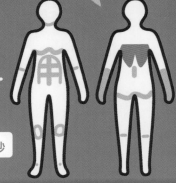

脇の下から
背中にかけての筋肉を
ストレッチして
いきます

広背筋のストレッチ②

ここでは広背筋をストレッチします

| いすに座って行います | 所要時間 | 左右**1**回ずつ×1セット**20**秒 |

右の脇の下からストレッチします

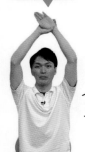

1 右の手首を持って、
足を大きく開きましょう。

Start!

2 左足の方向、斜め前に
からだを向けます。

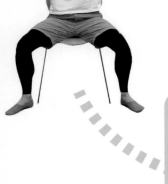

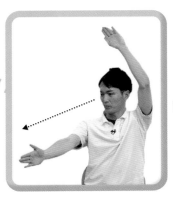

3 左足の方向、斜め前に
からだを倒しました。

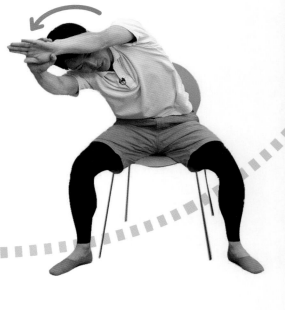

4 顔を少し横に向けます。
このポーズで **20秒**キープします。

20秒キープ！

☑ **Point**
脇の下から、背中、腰にかけて伸びていきます。
伸びる感じが少ない方は前に手首を引っ張りましょう。

左の脇の下をストレッチします

5 左の手首を持って、
足を大きく開きましょう。

6 右足の方向、斜め前に
向かってからだを倒します。

8 顔を少し横に向けます。
このポーズで
20秒キープします。

20秒キープ！

7 からだを倒しました。

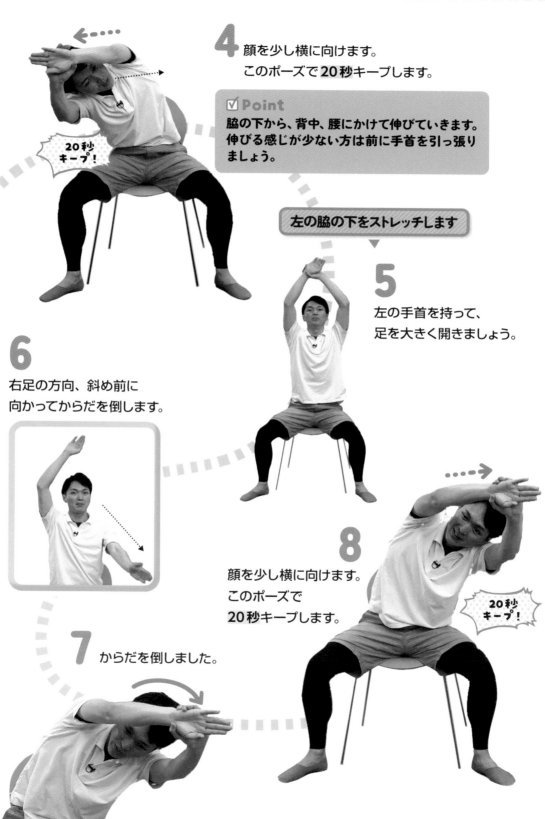

背筋を伸ばす筋肉を
ストレッチします

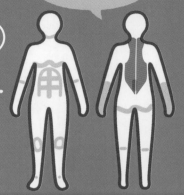

脊柱起立筋のストレッチ①

ここでは脊柱起立筋を伸ばします

いすに座って行います ┃ 所要時間 ┃ **1セット20秒**

1 両手の指を胸の前で組みます。

Start!

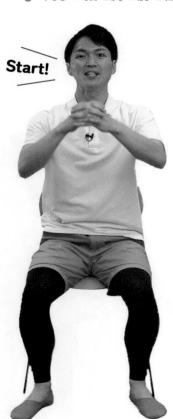

よこから

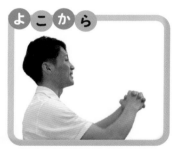

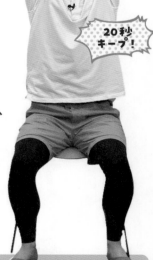

20秒キープ！

2

上に伸び上がります。
腕を耳よりも後ろに引くと、
背筋が伸びていきます。
この状態で**20秒キープ**
します。

☑ **Point**
上に伸び上がって胸を張るようにしましょう。
バンザイが難しい方は上がるところまででOKです。

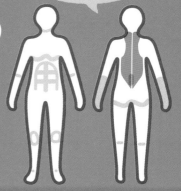

背筋の筋肉を
柔らかくして
いきます

脊柱起立筋のストレッチ②

ここでは脊柱起立筋をストレッチします

| いすに座って行います | 所要時間 | 1セット20秒 |

1 頭の後ろに手を回しましょう。

Start!

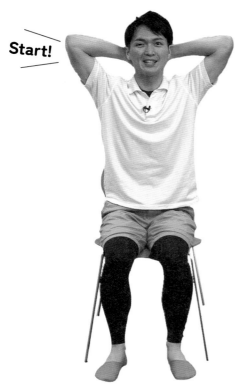

ぐーっ

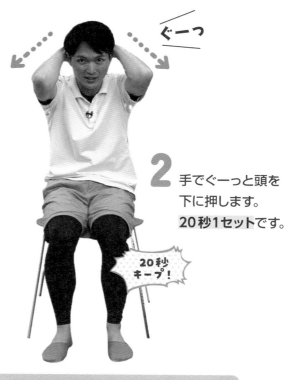

2 手でぐーっと頭を
下に押します。
20秒1セットです。

**20秒
キープ！**

☑ **Point**
首の後ろの筋肉が伸びます。
あまり強く押しすぎると首を痛めます。
「伸びてるな」と感じるところでOKです。

腰方形筋のストレッチ①

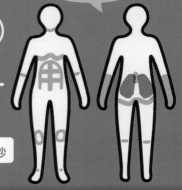

腰の筋肉を
ストレッチして
いきます

ここでは腰方形筋をストレッチします

いすに座って行います | 所要時間 | 左右**1**回ずつ×1セット**20**秒

右の脇の下から腰にかけてストレッチします

1 右足を左膝の上に乗せます。

Start!

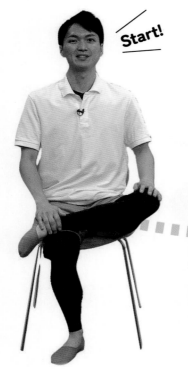

2 左手で右膝を押さえます。

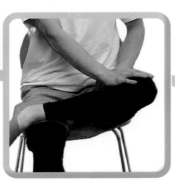

3 右手を上げて側屈します。
この状態で**20**秒キープします。

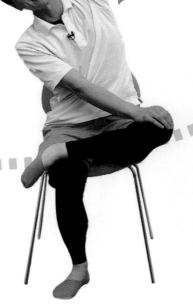

20秒
キープ！

よこから

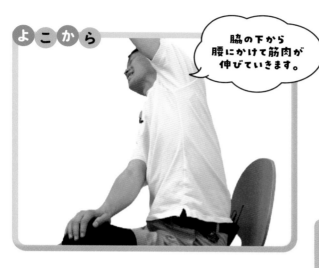

脇の下から腰にかけて筋肉が伸びていきます。

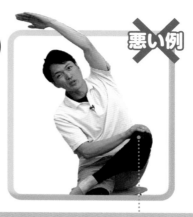

悪い例

☑ **Point**
膝が上半身についてこないように、しっかり押さえましょう。

左の脇の下から腰にかけてストレッチします

4 反対側を行います。
左足を右膝の上に乗せます。

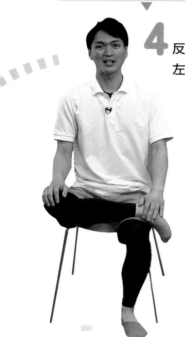

6 左手を上げて側屈します。
この状態で **20秒キープ**
します。

20秒 キープ！

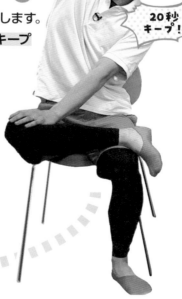

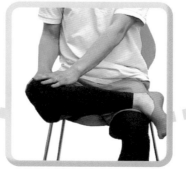

5 右手で左膝を
押さえます。

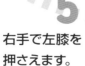

Part **1**

Part **2**

Part **3**

Part **4**

41

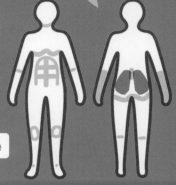

腰の筋肉を
ストレッチして
いきます

腰方形筋のストレッチ②

ここでは腰方形筋をストレッチします

いすに座って行います	所要時間	左右**1**回ずつ×1セット**20**秒

右の脇の下からストレッチします

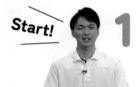

Start!

1 足を開きます。

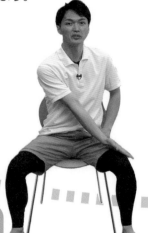

3 右手は左足の方向に
向かって側屈します。

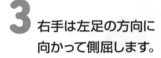

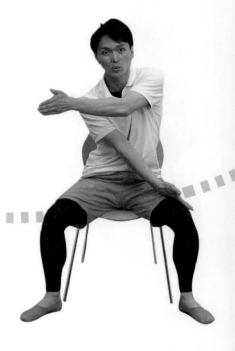

よこから

2
左手の手の甲を下にして、
右腿の上に置きます。

4 このポーズで **20秒キープ**します。

☑ **Point**
前方に伸びようとすると
しっかりストレッチできます。

20秒
キープ！

左の脇の下をストレッチします

5 反対側を行います。
右手の手の甲を下にして、
左腿の上に置きます。

6 左手は右足の方向に
向かって側屈します。

7 このポーズで
20秒キープします。

よこから

20秒
キープ！

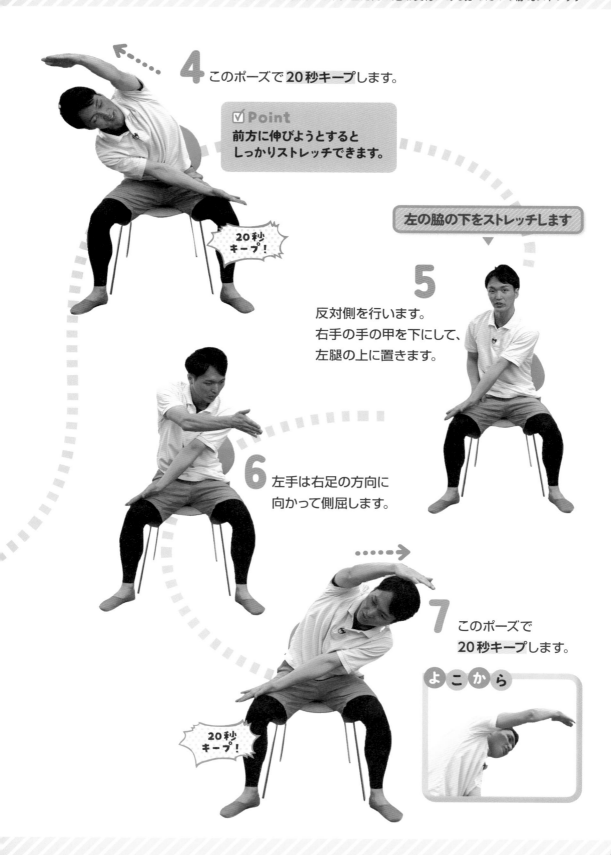

腸腰筋のストレッチ①

下腹の筋肉を
伸ばしていきます

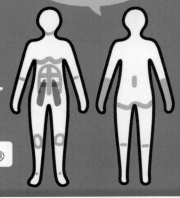

・・・・・・・・・・・・・・・・・・・・・・・・・・・・・・・

ここでは腸腰筋を伸ばします

| いすに座って行います | 所要時間 | 左右**1**回ずつ×1セット**20**秒 |

左の下腹からストレッチします

1 左のお尻を
いすから出します。

Start!

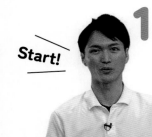

2 左足を後ろに
引きます。

よこから

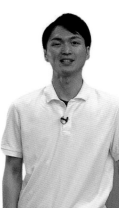

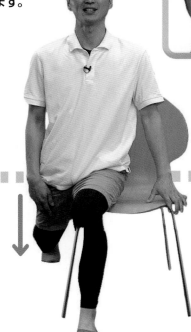

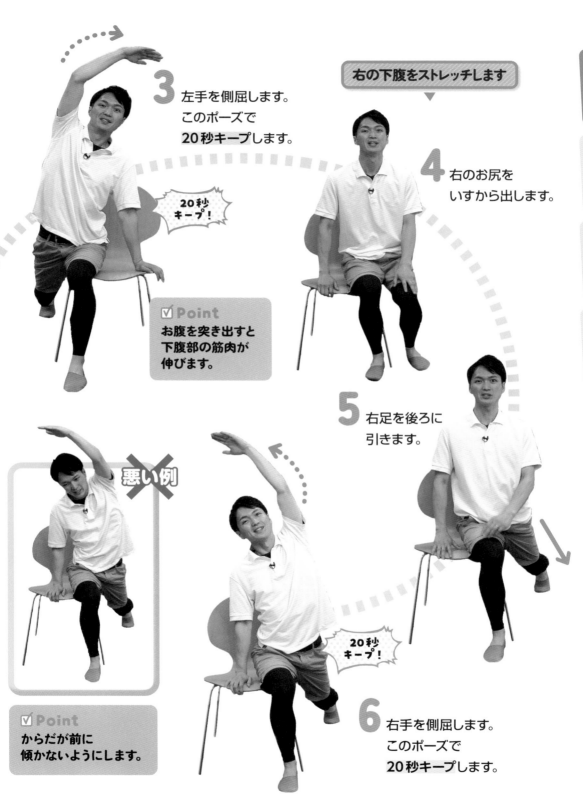

Part 1

3 左手を側屈します。
このポーズで
20秒キープします。

**20秒
キープ！**

☑ **Point**
お腹を突き出すと
下腹部の筋肉が
伸びます。

右の下腹をストレッチします

4 右のお尻を
いすから出します。

悪い例 ✕

☑ **Point**
からだが前に
傾かないようにします。

5 右足を後ろに
引きます。

**20秒
キープ！**

6 右手を側屈します。
このポーズで
20秒キープします。

下腹の筋肉を
伸ばしていきます

腸腰筋のストレッチ②

ここでは腸腰筋を伸ばします

立って行います（姿勢を保つために、いすにつかまります） | 所要時間 | 左右**1**回ずつ×1セット**20**秒

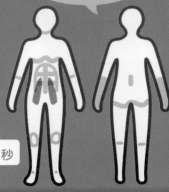

左の下腹からストレッチします

Start!

1 いすから下りて
左膝を床につけ、
右膝立ちになります。

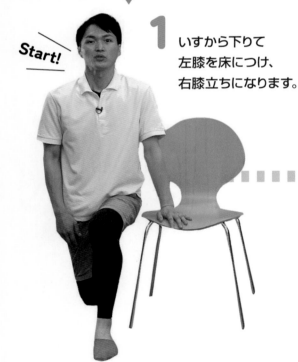

2 右足に体重を
かけます。

よ こ か ら

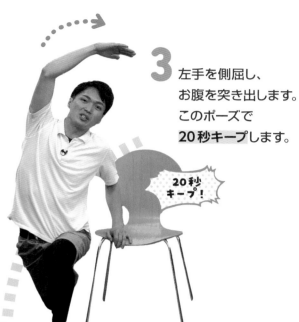

3 左手を側屈し、
お腹を突き出します。
このポーズで
20秒キープします。

**20秒
キープ！**

Part
1

Part
2

Part
3

Part
4

☑ **Point**
からだを前傾させないよう、
胸を張って行います。

よこから

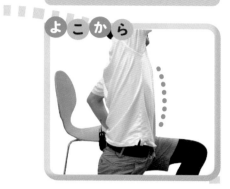

右の下腹をストレッチします

4 反対側を行います。
いすから下りて右膝を
床に着け、左膝立ちに
なります。

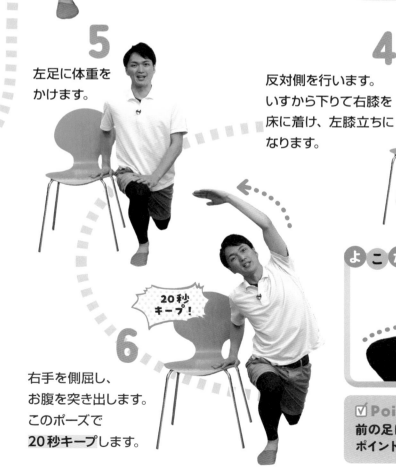

5 左足に体重を
かけます。

**20秒
キープ！**

6 右手を側屈し、
お腹を突き出します。
このポーズで
20秒キープします。

よこから

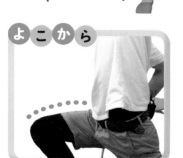

☑ **Point**
前の足に体重をかけるのが
ポイントです。

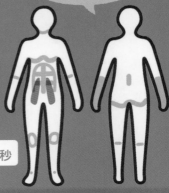

下腹の筋肉を
伸ばしていきます

腸腰筋のストレッチ③

ここでは腸腰筋を伸ばします

立って行います（姿勢を保つために、いすにつかまります） 所要時間 左右**1**回ずつ×1セット**20**秒

右の下腹からストレッチします

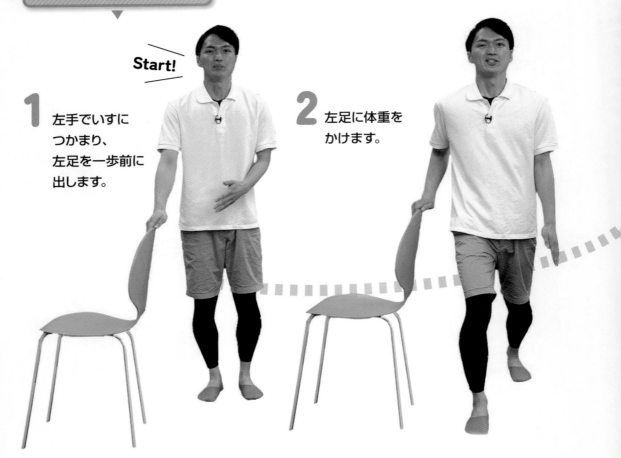

Start!

1 左手でいすに
つかまり、
左足を一歩前に
出します。

2 左足に体重を
かけます。

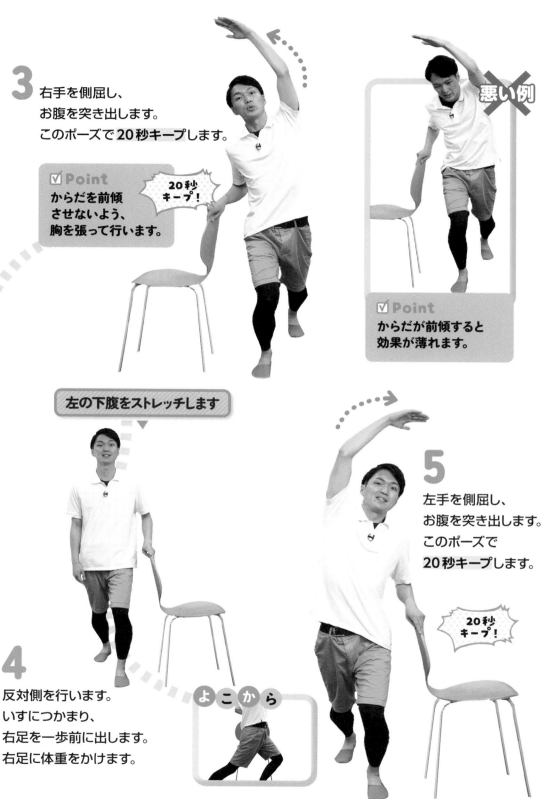

3 右手を側屈し、
お腹を突き出します。
このポーズで **20秒キープ** します。

☑ Point
からだを前傾
させないよう、
胸を張って行います。

20秒キープ！

悪い例

☑ Point
からだが前傾すると
効果が薄れます。

左の下腹をストレッチします

5 左手を側屈し、
お腹を突き出します。
このポーズで
20秒キープ します。

20秒キープ！

4
反対側を行います。
いすにつかまり、
右足を一歩前に出します。
右足に体重をかけます。

よこから

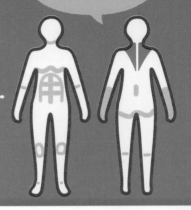

肩甲骨周りの筋肉を
ストレッチして
いきます

僧帽筋中部のストレッチ

ここでは僧帽筋中部を伸ばします

| いすに座って行います | 所要時間 | 1セット**20**秒 |

Start!

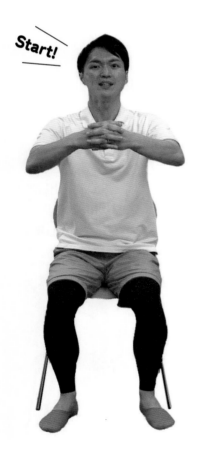

1 指を組みます。

よ こ か ら

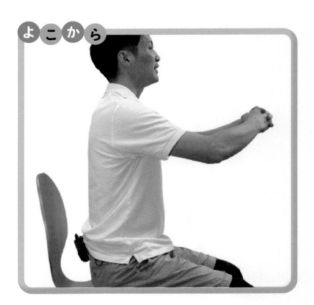

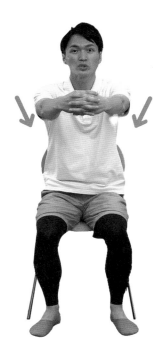

2 腕を前に伸ばします。

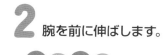

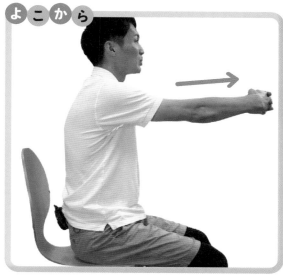

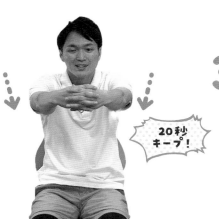

20秒キープ！

3 背中は後ろに引いて丸くします。
この姿勢で**20秒キープ**します。
腕は前、背中は後ろに力を拮抗させると
肩甲骨周りの筋肉が伸びます。

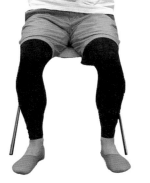

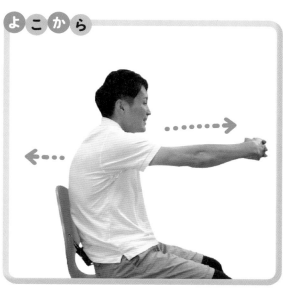

☑ Point
逆の方向に力を入れます。
前屈してしまうと、伸びるのが肩甲骨の
筋肉ではなくなってしまいます。

Part 1

Part 2

Part 3

Part 4

▶ 腰痛のストレッチ

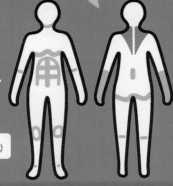

肩甲骨周りの筋肉を
ストレッチして
いきます

僧帽筋下部のストレッチ

ここでは僧帽筋下部を伸ばします

いすに座って行います | 所要時間 | 左右 **1** 回ずつ×1セット **20** 秒

左の肩甲骨周りの筋肉からストレッチします

▼

1 足を開きます。

Start!

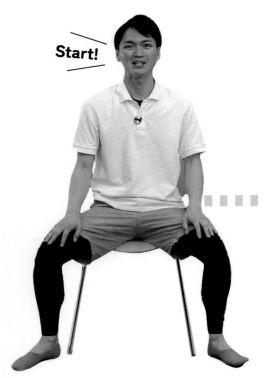

2 左手を右の足先に
向かって伸ばします。

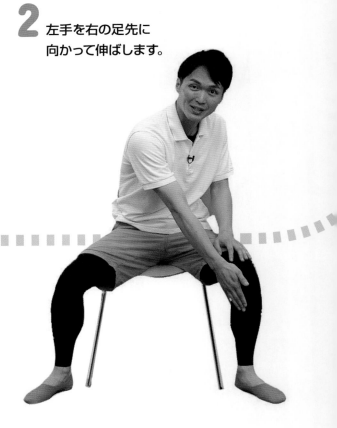

3

腕は前に伸ばして、
背中は後ろに引きます。
この姿勢を **20秒**
キープ します。

**20秒
キープ！**

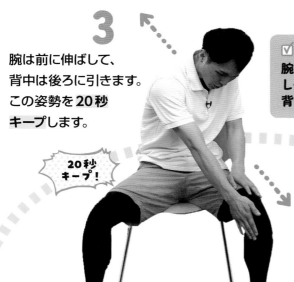

☑ **Point**
腕は前、背中は後ろと逆の方向に引っ張ると
しっかりと肩甲骨周りの筋肉が伸びます。
背骨の間くらいに伸びてくる感じが出てきます。

よこから

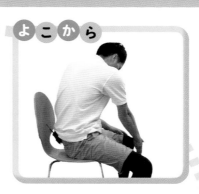

右の肩甲骨周りの筋肉をストレッチします

5 反対側を行います。
右手を左の足先に向かって伸ばします。

6

腕は前に伸ばして、
背中は後ろに引きます。
この姿勢を **20秒キープ** します。

**20秒
キープ！**

よこから

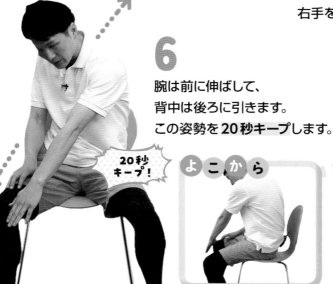

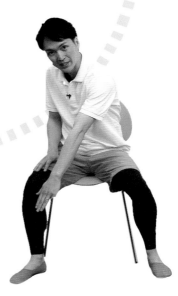

スマホ首ってなに？

　スマホ首とは、スマホを見るときに前かがみになるために、**頭が前方に倒れている状態の首**を指します。

　これは同じ姿勢をとり続けているために、胸鎖乳突筋が本来のしなやかさを失ってしまっている状態です。

　これを放置しておくと、肩こり、頭痛、めまい、目の痛みそのほかの不具合が現れてきます。

　もはや現代人はスマホを手放せない状態ですので、使うにあたって、せめてスマホ首にならないように注意していきましょう。

　スマホ首にならないためには、**第一に、スマホを長時間見続けない。** 誰でも、平気で1時間程度は画面を見続けた経験はあるでしょう。

　1時間に10分程度は休み、手を上に上げて伸びをして、からだのもつ本来の姿勢を取り戻しましょう。

　第二に、不自然な姿勢でスマホを見続けないようにしましょう。寝そべって見たり、椅子にだらしない姿勢で座りながら見ていると、首だけでなく全身の筋肉が正しく働かなくなります。

　第三に、しばらくスマホから目を離して遠くを見ましょう。 それだけでも目の疲れが少しは癒されることでしょう。

　本書で取り扱っている、胸鎖乳突筋のストレッチをしてみるのもおすすめです。

肩こり・腰痛があり、
生活内の運動負荷が
ない方のための
動的ストレッチ

硬くなった筋肉を伸び縮みさせて
筋肉のしなやかさを取り戻すストレッチを行いましょう。

2-1 ▶ 肩こりの動的ストレッチ

後頭下筋の
動的ストレッチ①

ここでは後頭下筋を柔らかくします

いすに座って行います ┃ 所要時間 ┃ 1セット **8** カウント× **5**

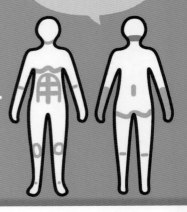

首の後ろの筋肉を
柔らかくして
いきます

1 頭の後ろに
手を回します。

Start!

1、2、3、4

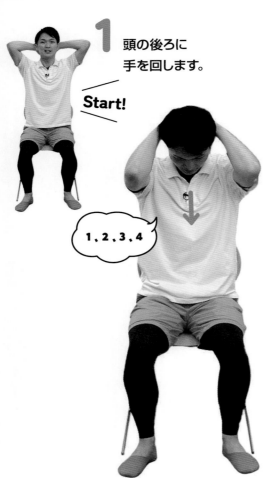

2 頭を下に1、2、3、4と押します。

よこから

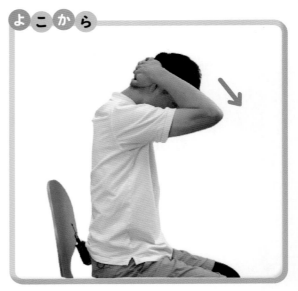

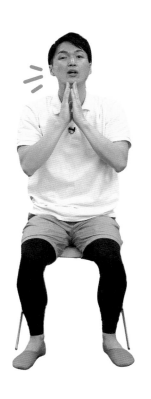

3 手を合わせてあごの下に当てます。

よこから

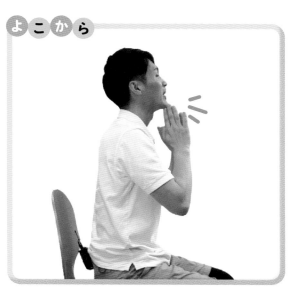

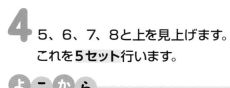

5、6、7、8

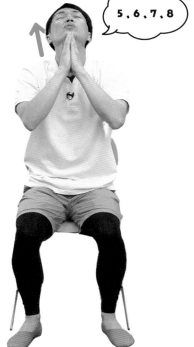

4 5、6、7、8と上を見上げます。
これを**5セット**行います。

よこから

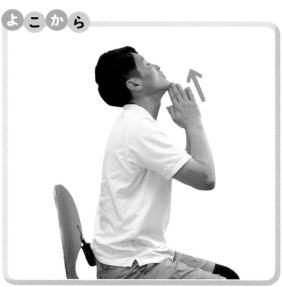

▶ 肩こりの動的ストレッチ

後頭下筋の
動的ストレッチ②

首の後ろの筋肉を
柔らかくして
いきます

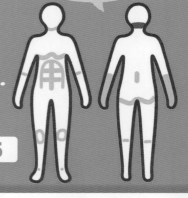

ここでは後頭下筋を柔らかくします

| いすに座って行います | 所要時間 | 左右各1セット **8**カウント×**5** |

右の首の後ろの筋肉からストレッチします

1 頭の後ろに手を回します。

Start!

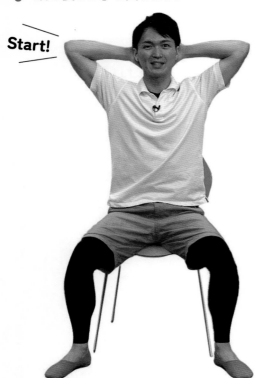

2 右の股関節の付け根に向かって
頭を近づけます。

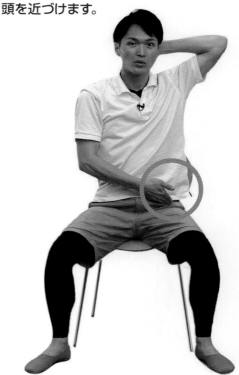

3 1、2、3、4とカウントしながら押します。

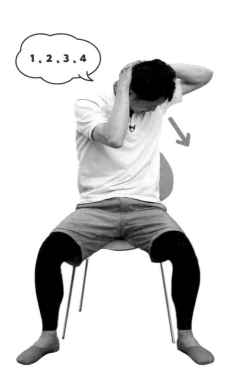

1、2、3、4

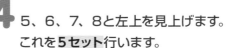

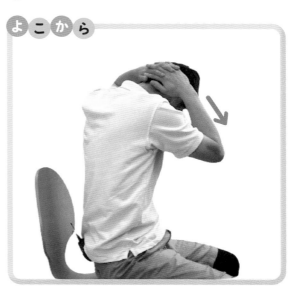

4 5、6、7、8と左上を見上げます。
これを**5セット**行います。

5、6、7、8

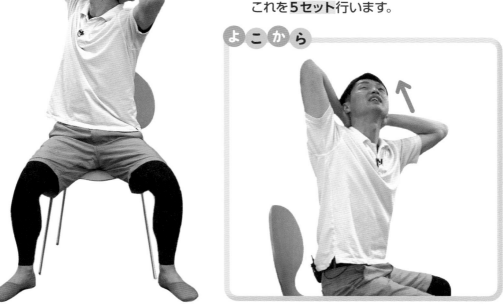

よ こ か ら

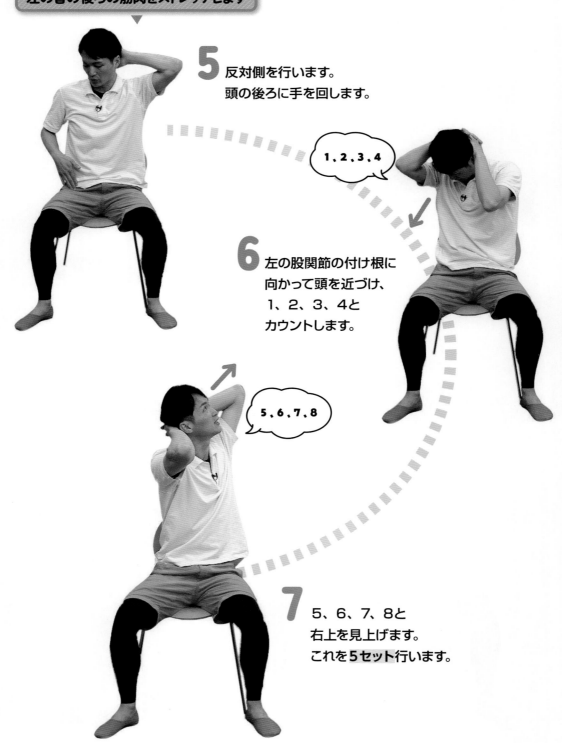

5 反対側を行います。
頭の後ろに手を回します。

1、2、3、4

6 左の股関節の付け根に
向かって頭を近づけ、
1、2、3、4と
カウントします。

5、6、7、8

7 5、6、7、8と
右上を見上げます。
これを**5セット**行います。

胸鎖乳突筋の
動的ストレッチ①

ここでは胸鎖乳突筋を柔らかくします

首の横の筋肉を
柔らかくして
いきます

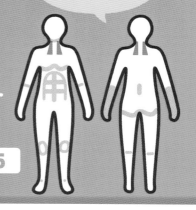

| いすに座って行います | 所要時間 | 左右各1セット **8**カウント×**5** |

左の首の横の筋肉からストレッチします
▽

1 左頬に手を当てて、右を向き、
1、2、3、4とカウントします。

右の首の横の筋肉をストレッチします
▽

2 次に右頬に手を当てて、左を向き、
5、6、7、8とカウントします。
これを**5セット**行います。

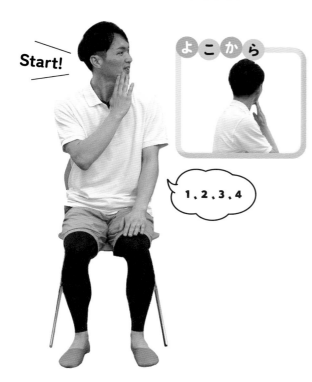

Start!

よこから

1、2、3、4

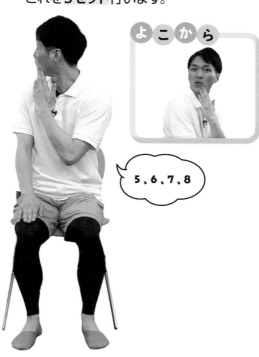

よこから

5、6、7、8

胸鎖乳突筋の動的ストレッチ②

ここでは胸鎖乳突筋を柔らかくします

首の横の筋肉を
柔らかくします

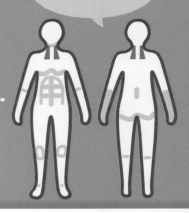

いすに座って行います | 所要時間 | 1セット**8**カウント×**5**

左の首の横の筋肉から柔らかくします

1 両手を合わせ、
あごの下に当てます。

2 右斜め上を見上げ、
1、2、3、4とカウントします。

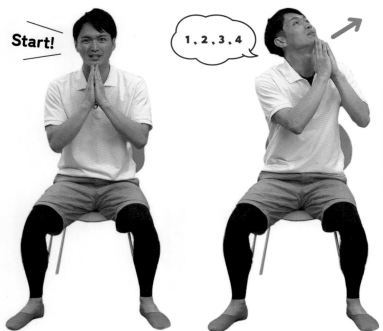

Start!

1 , 2 , 3 , 4

よこから

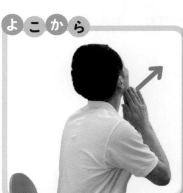

☑**Point**
あごをしっかり突き出します。

3 左斜め下を向き、5、6、7、8と
カウントします。
これを**5セット**行います。

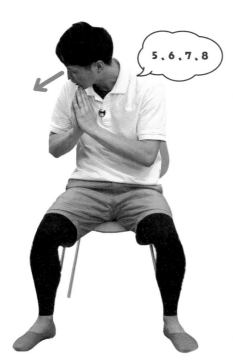

5、6、7、8

よ こ か ら

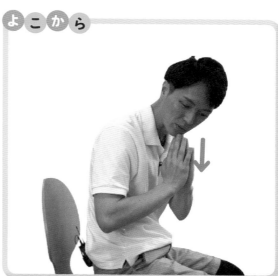

右の首の横の筋肉から柔らかくします

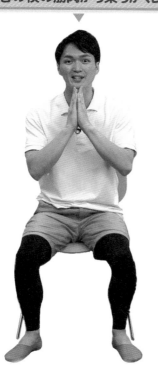

4 反対側を行います。
両手を合わせ、あごの下に当てます。

よ こ か ら

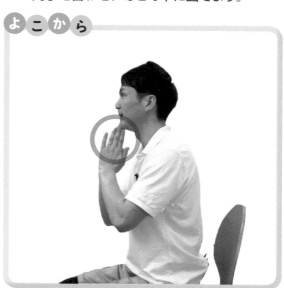

5 左斜め上を見上げ、1、2、3、4と
カウントします。

よこから

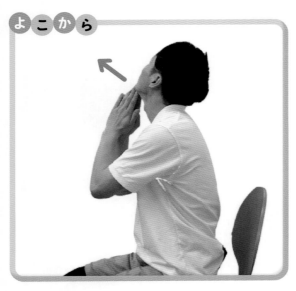

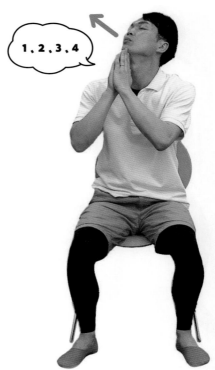

1、2、3、4

6 右斜め下を向き、5、6、7、8とカウン
トします。
これを**5セット**行います。

よこから

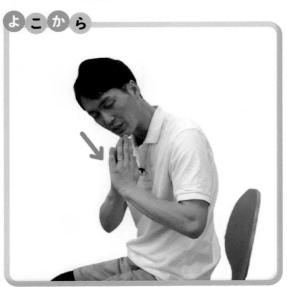

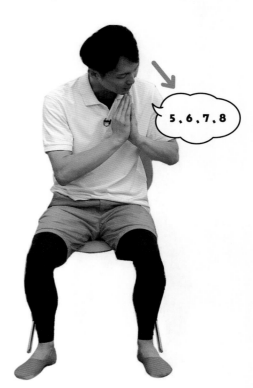

5、6、7、8

大胸筋の動的ストレッチ①

胸の筋肉を柔らかくしていきます

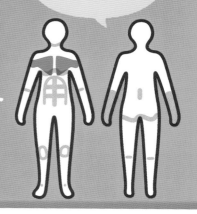

ここでは大胸筋を柔らかくします

いすに座って行います ｜ 所要時間 ｜ 1セット **8**カウント×**5**

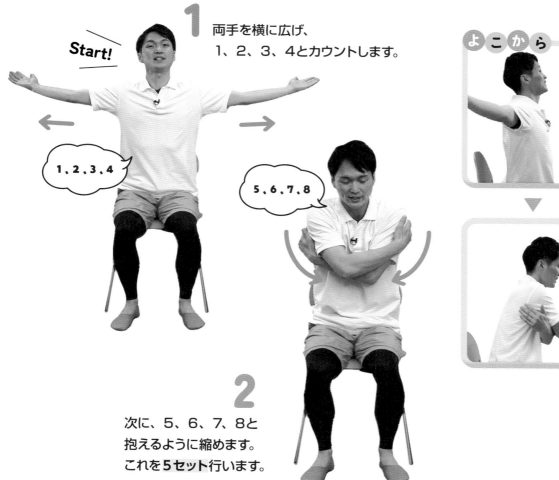

1

Start!

両手を横に広げ、
1、2、3、4とカウントします。

1 , 2 , 3 , 4

5 , 6 , 7 , 8

2

次に、5、6、7、8と
抱えるように縮めます。
これを**5セット**行います。

よこから

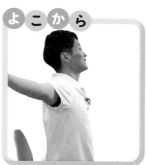

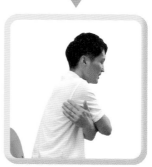

胸の筋肉を
柔らかくして
いきます

大胸筋の
動的ストレッチ②

ここでは大胸筋を柔らかくします

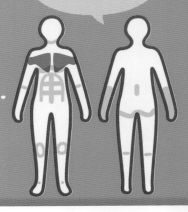

いすに座って行います | 所要時間 | 1セット **8** カウント× **5**

1 両手を上げてYのポーズをとり、
1、2、3、4とカウントします。

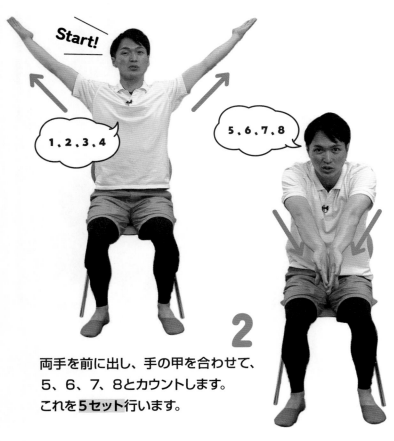

Start!

1、2、3、4

5、6、7、8

2

両手を前に出し、手の甲を合わせて、
5、6、7、8とカウントします。
これを **5セット** 行います。

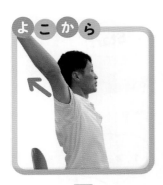

よこから

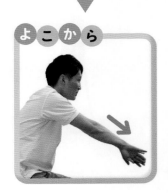

よこから

胸の内部の筋肉を
柔らかくして
いきます

小胸筋の動的ストレッチ

ここでは小胸筋を柔らかくします

| いすに座って行います | 所要時間 | 1セット **8**カウント×**5** |

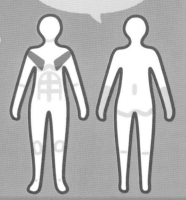

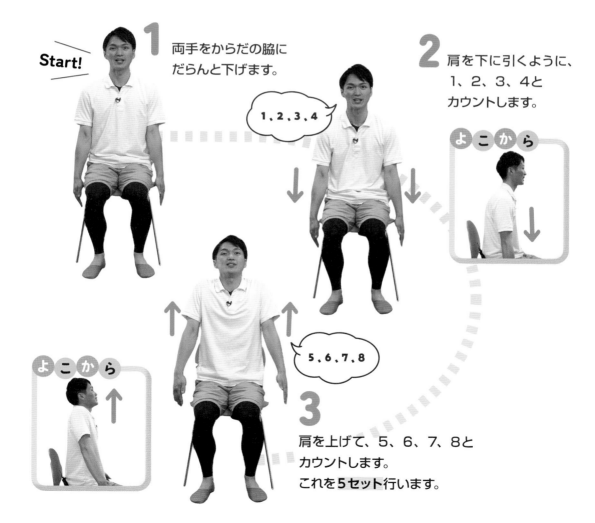

Start!

1 両手をからだの脇に
だらんと下げます。

1、2、3、4

2 肩を下に引くように、
1、2、3、4と
カウントします。

よこから

5、6、7、8

よこから

3 肩を上げて、5、6、7、8と
カウントします。
これを**5セット**行います。

広背筋の 動的ストレッチ①

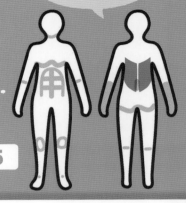

脇の下の筋肉を
柔らかくします

ここでは広背筋を柔らかくします

| いすに座って行います | 所要時間 | 左右各1セット **8** カウント× **5** |

左の脇の下の筋肉から伸ばします

1 左手を上げて右に側屈して、
1、2、3、4とカウントします。

2 脇を閉じて、5、6、7、8とカウントします。
これを **5セット** 行います。

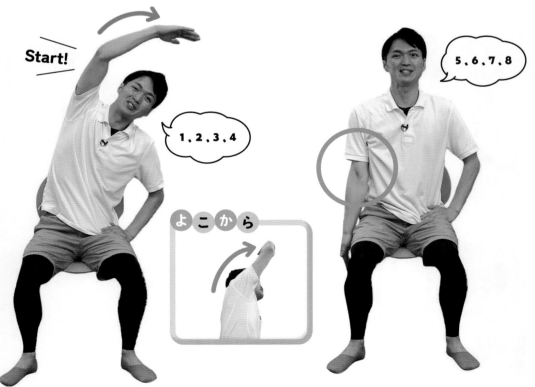

Start!

1、2、3、4

5、6、7、8

よこから

右の脇の下の筋肉を伸ばします

3 右手を上げて左に側屈して、
1、2、3、4とカウントします。

よこから

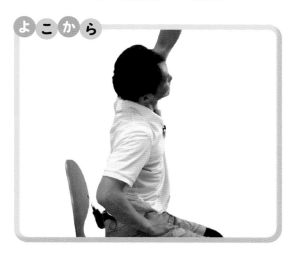

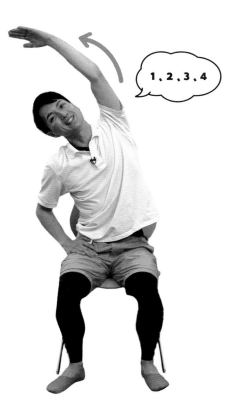

1、2、3、4

4 脇を閉じて、5、6、7、8とカウントします。
これを**5セット**行います。

よこから

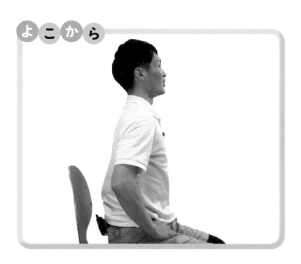

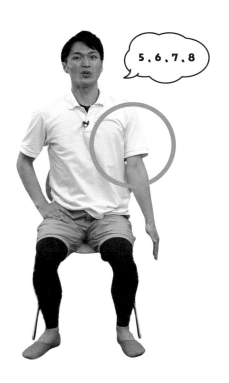

5、6、7、8

▶ 腰痛の動的ストレッチ

広背筋の
動的ストレッチ②

脇の下から
背中にかけての筋肉を
柔らかくします

ここでは広背筋を柔らかくします

いすに座って行います | 所要時間 | 左右各1セット **8**カウント×**5**

左の脇の下の筋肉から伸ばします

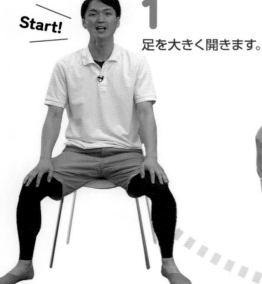

Start!

1 足を大きく開きます。

2 両手を上げて
左の手首を持ちます。

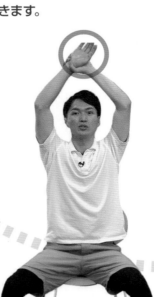

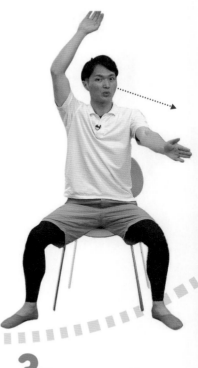

3 右足の方向に向かって
斜め前にからだを
傾けます。

4 この姿勢で、
1、2、3、4と
カウントします。

1、2、3、4

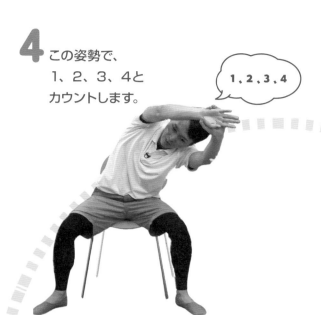

5 姿勢を戻して、
5、6、7、8とカウントします。
これを**5セット**行います。

5、6、7、8

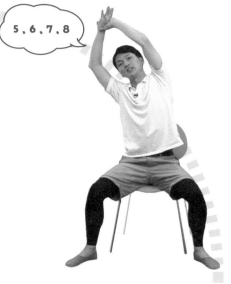

5、6、7、8

8 姿勢を戻して、
5、6、7、8とカウントします。
これを**5セット**行います。

右の脇の下の筋肉を伸ばします

1、2、3、4

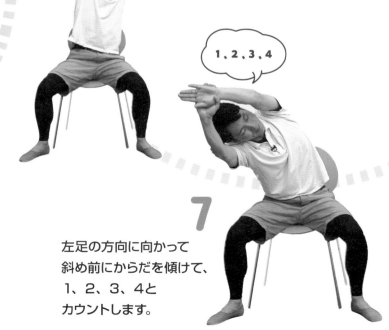

7 左足の方向に向かって
斜め前にからだを傾けて、
1、2、3、4と
カウントします。

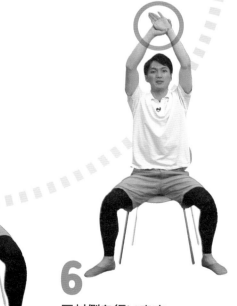

6 反対側を行います。
両手を上げて右の手首を持ちます。

2-10 ▶ 腰痛の動的ストレッチ

腰方形筋の 動的ストレッチ①

ここでは腰方形筋を柔らかくします

| いすに座って行います | 所要時間 | 左右各1セット **8** カウント× **5** |

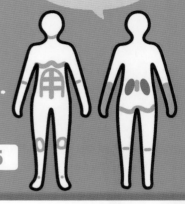

腰の筋肉を
柔らかくします

左の腰の筋肉から柔らかくします

Start!

1 左足首を
右膝の上に乗せます。

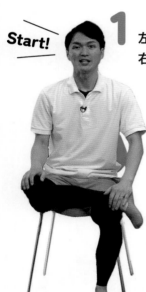

2 右手で左膝を
押さえます。

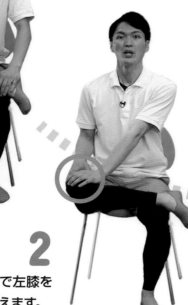

3 右前方に向かって
前屈します。
1、2、3、4と
カウントします。

1、2、3、4

よこから

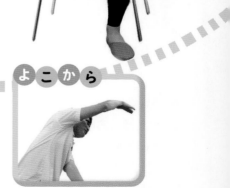

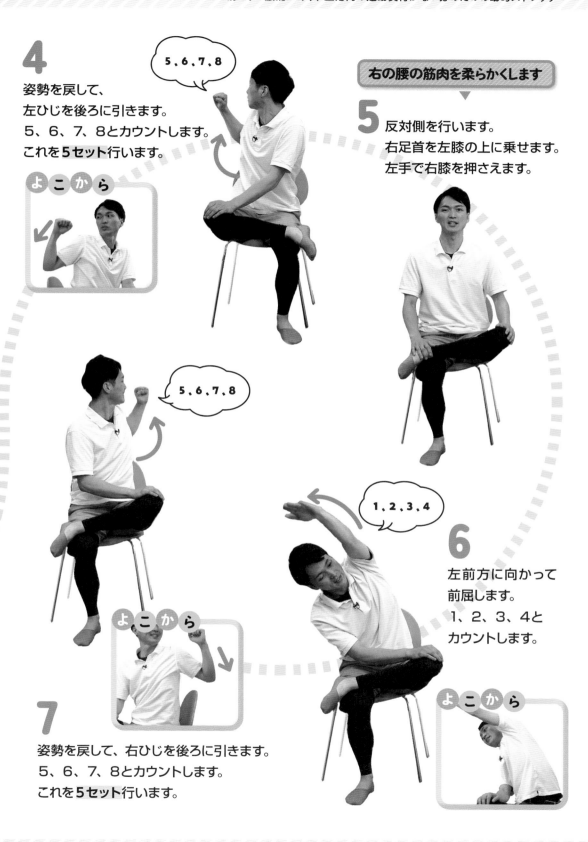

4

姿勢を戻して、
左ひじを後ろに引きます。
5、6、7、8とカウントします。
これを**5セット**行います。

5、6、7、8

よこから

右の腰の筋肉を柔らかくします

5 反対側を行います。
右足首を左膝の上に乗せます。
左手で右膝を押さえます。

5、6、7、8

1、2、3、4

6

左前方に向かって
前屈します。
1、2、3、4と
カウントします。

よこから

7

姿勢を戻して、右ひじを後ろに引きます。
5、6、7、8とカウントします。
これを**5セット**行います。

よこから

▶ 腰痛の動的ストレッチ

腰方形筋の 動的ストレッチ②

ここでは腰方形筋を柔らかくします

いすに座って行います ｜ 所要時間 ｜ 左右各1セット **8** カウント× **5**

腰の筋肉を
柔らかくします

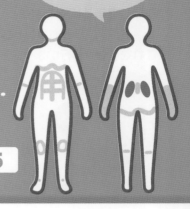

左の腰の筋肉から柔らかくします

1
両手をそろえて、
右足の方向にからだをかがめて、
1、2、3、4とカウントします。

Start!

1 , 2 , 3 , 4

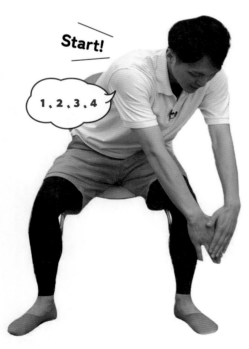

5 , 6 , 7 , 8

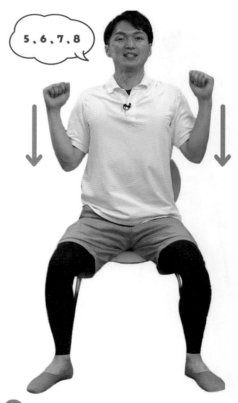

2
姿勢を戻してひじを曲げ、胸を張って、
5、6、7、8とカウントします。
これを **5セット** 行います。

右の腰の筋肉を柔らかくします

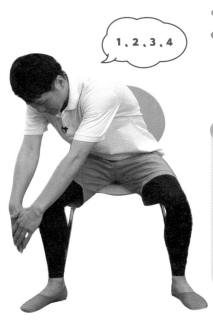

1、2、3、4

3 反対側を行います。
両手をそろえて、左足の方向にからだを
かがめて、1、2、3、4とカウントします。

よこから

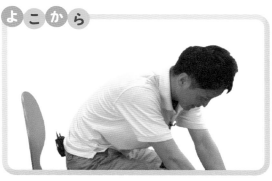

4 姿勢を戻してひじを曲げ、胸を張って、
5、6、7、8とカウントします。
これを**5セット**行います。

5、6、7、8

よこから

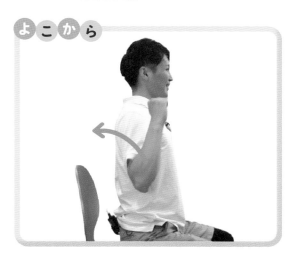

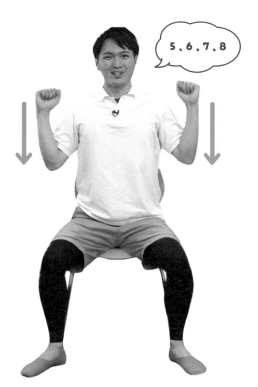

僧帽筋の
動的ストレッチ①

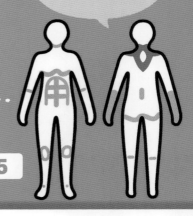

肩甲骨周りの筋肉を
柔らかくします

ここでは僧帽筋を柔らかくします

いすに座って行います | 所要時間 | 左右各1セット **8** カウント×**5**

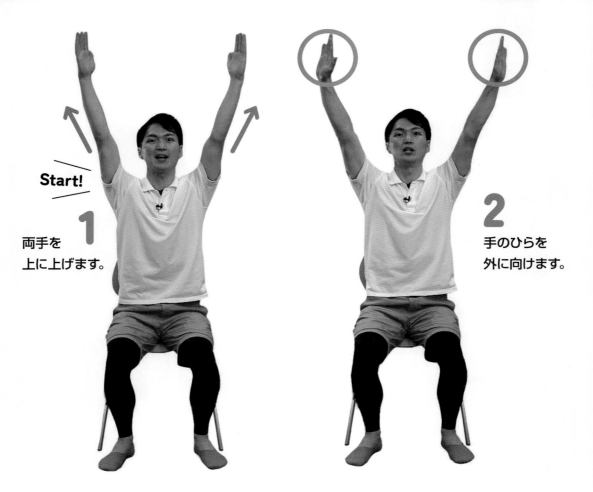

Start!

1
両手を
上に上げます。

2
手のひらを
外に向けます。

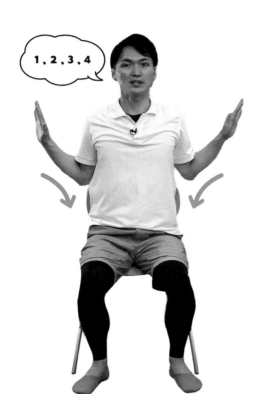

1、2、3、4

3 ひじを背中のほうに寄せて、
1、2、3、4とカウントします。

よこから

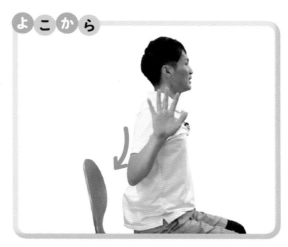

4 両手を上げて前に突き出し、
5、6、7、8とカウントします。
これを**5セット**行います。

よこから

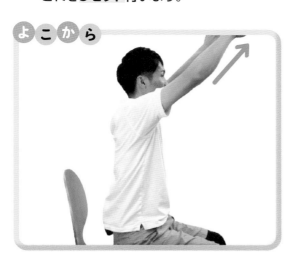

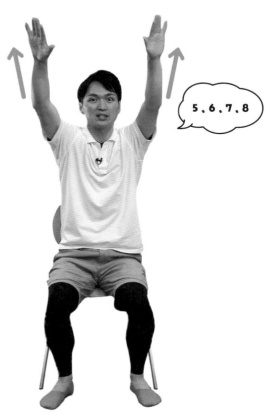

5、6、7、8

Part 1
Part 2
Part 3
Part 4

僧帽筋の動的ストレッチ②

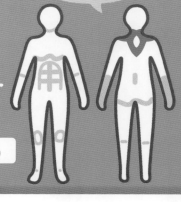

肩甲骨周りの筋肉を
柔らかくします

ここでは僧帽筋を柔らかくします

| いすに座って行います | 所要時間 | 左右各1セット **8**カウント×**5** |

---

1 いすに浅く座ります。

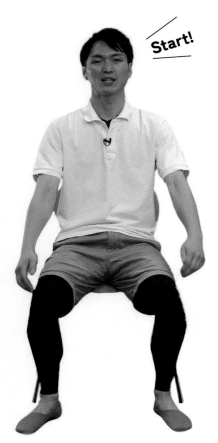

Start!

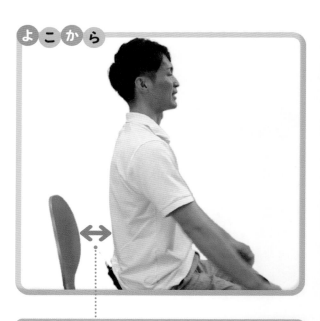

よこから

☑ **Point**
いすの背と背中は離し、背筋をピンと伸ばします。

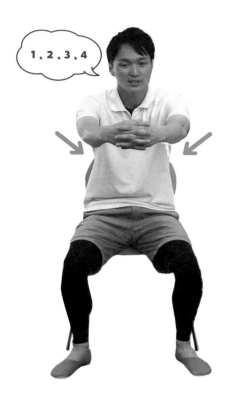

1、2、3、4

2 手を組んで前に突き出して、 1、2、3、4とカウントします。

よこから

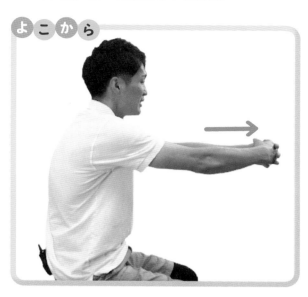

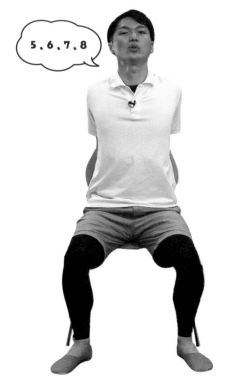

5、6、7、8

3 後ろで手を組んで胸を突き出し、 5、6、7、8とカウントします。 これを**5セット**行います。

よこから

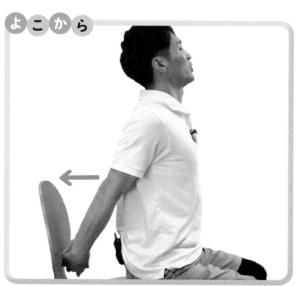

Part 1

Part 2

Part 3

Part 4

腸腰筋の動的ストレッチ①

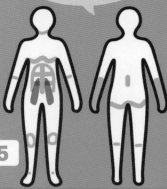

下腹の筋肉を
柔らかくします

ここでは腸腰筋を柔らかくします

立って行います（姿勢を保つために、いすにつかまります）　所要時間｜左右各1セット **8** カウント×**5**

右の下腹の筋肉から伸ばします

Start!

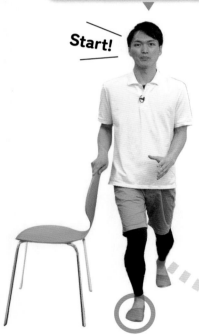

1
いすにつかまり、
左足を一歩前に出します。

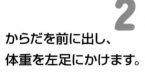

2
からだを前に出し、
体重を左足にかけます。

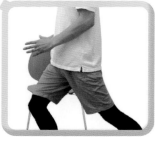

1、2、3、4

3
右手を上げて側屈し、
1、2、3、4と
カウントします。

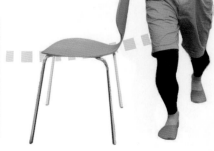

4 からだをかがめて、
5、6、7、8とカウントします。
これを**5セット**行います。

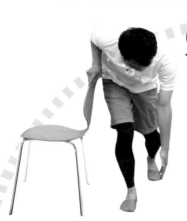

5、6、7、8

左の下腹の筋肉を伸ばします

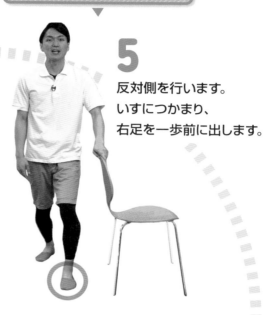

5 反対側を行います。
いすにつかまり、
右足を一歩前に出します。

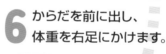

5、6、7、8

8 からだをかがめて、
5、6、7、8とカウントします。
これを**5セット**行います。

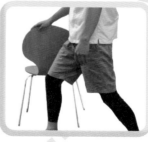

6 からだを前に出し、
体重を右足にかけます。

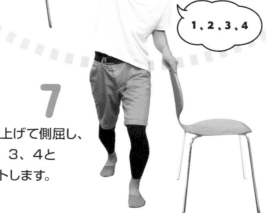

1、2、3、4

7 左手を上げて側屈し、
1、2、3、4と
カウントします。

Part 1

Part 2

Part 3

Part 4

▶ 腰痛の動的ストレッチ

下腹の筋肉を
柔らかくします

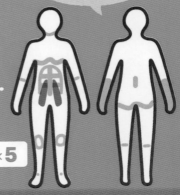

腸腰筋の
動的ストレッチ②

ここでは腸腰筋を柔らかくします

立って行います（姿勢を保つために、いすにつかまります）　所要時間｜左右各1セット **8** カウント×**5**

右の下腹の筋肉から伸ばします

Start!

1 いすにつかまり、
右足を前に出して
足をクロスします。

1、2、3、4

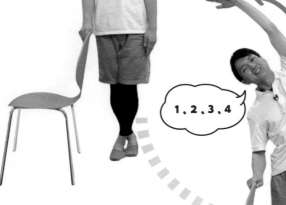

2 右手を上げて側屈し、
1、2、3、4とカウントします。

3 からだをかがめて、
5、6、7、8とカウントします。
これを **5セット** 行います。

5、6、7、8

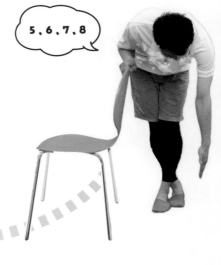

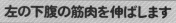

左の下腹の筋肉を伸ばします

4 反対側を行います。
いすにつかまり、左足を前に出して
足をクロスします。

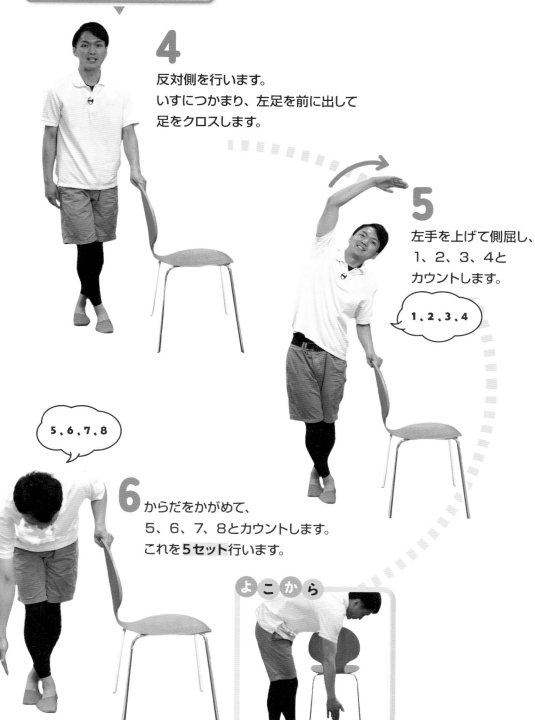

5 左手を上げて側屈し、
1、2、3、4と
カウントします。

1、2、3、4

5、6、7、8

6 からだをかがめて、
5、6、7、8とカウントします。
これを**5セット**行います。

よ こ か ら

2-16 ▶ 腰痛の動的ストレッチ

大腿四頭筋の
動的ストレッチ①

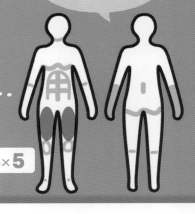

前腿の筋肉を
柔らかくします

ここでは大腿四頭筋を柔らかくします

| 立って行います（姿勢を保つために、いすにつかまります） | 所要時間 | 左右各1セット **8**カウント×**5** |

右の前腿の筋肉から伸ばします

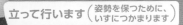

1

いすを前に持ってきて、
左手でいすの背を
つかみます。

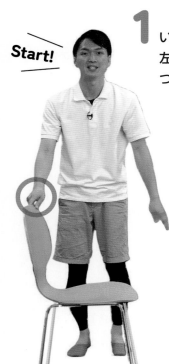

Start!

2

左足を座面に乗せます。
右足を一歩後ろに引きます。

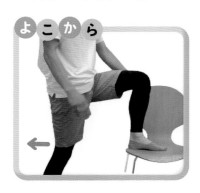

よこから

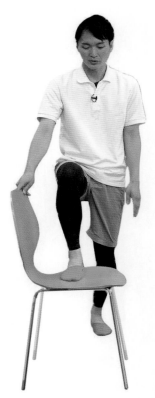

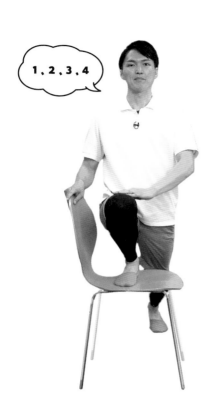

1、2、3、4

3 左足に体重をかけて、
1、2、3、4とカウントします。

よこから

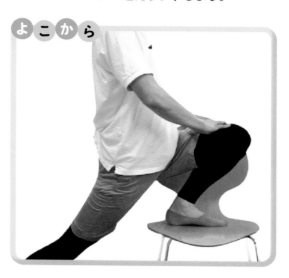

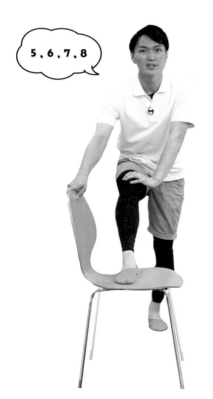

5、6、7、8

4 からだを引いて、
5、6、7、8とカウントします。
これを**5セット**行います。

よこから

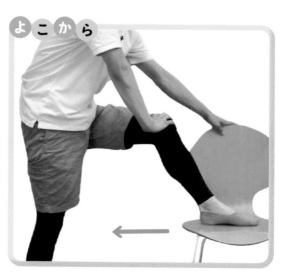

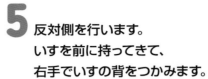

左の前腿の筋肉を伸ばします

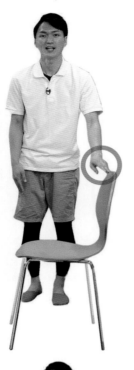

5 反対側を行います。
いすを前に持ってきて、
右手でいすの背をつかみます。

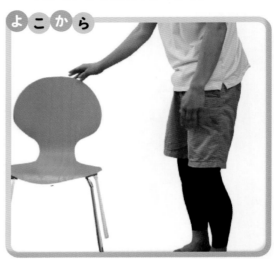

よこから

6 右足を座面に乗せます。
左足を一歩後ろに引きます。

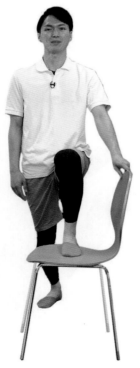

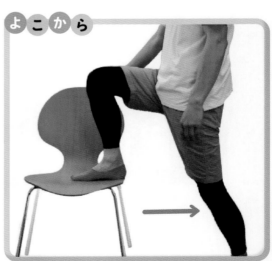

よこから

1、2、3、4

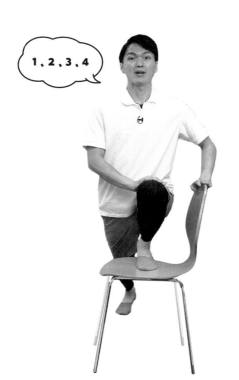

7 右足に体重をかけて、
1、2、3、4とカウントします。

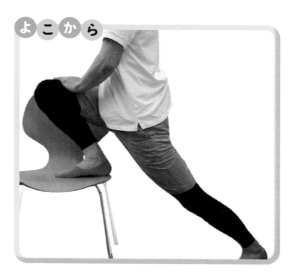

よこから

5、6、7、8

8 からだを引いて、
5、6、7、8とカウントします。
これを**5セット**行います。

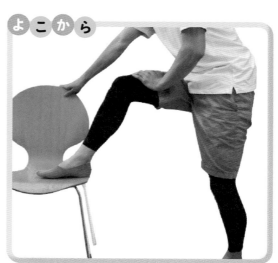

よこから

大腿四頭筋の
動的ストレッチ②

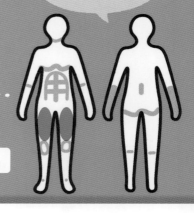

前腿の筋肉を
柔らかくします

ここでは大腿四頭筋を柔らかくします

いすに座って行います ｜ 所要時間 ｜ 左右各1セット **8**カウント×**5**

右の前腿の筋肉から伸ばします

▼

1 右のお尻をいすから出します。

Start!

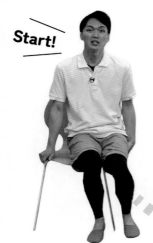

2
左手でいすにつかまり、
右手で右足首をつかみます。
後ろに引いて、1、2、3、4とカウントします。

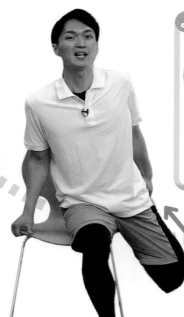

よこから

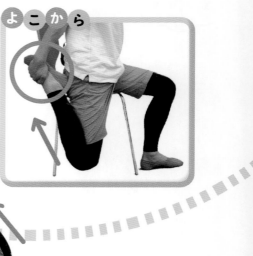

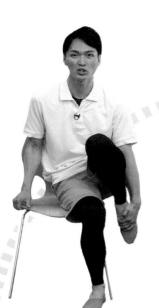

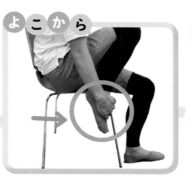

よこから

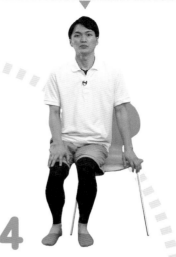

左の前腿の筋肉を伸ばします

3

右足を前に持ってきて、
5、6、7、8と
カウントします。
これを5セット行います。

4

反対側を行います。
左のお尻をいすから出します。

6

左足を前に持ってきて、
5、6、7、8とカウントします。
これを5セット行います。

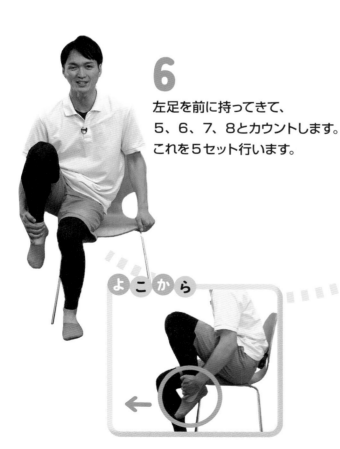

よこから

5

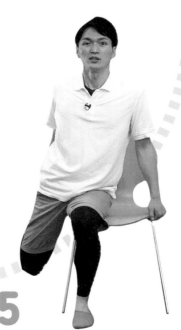

右手でいすにつかまり、
左手で左足首をつかみます。
後ろに引いて、1、2、3、4と
カウントします。

Part 1

Part 2

Part 3

Part 4

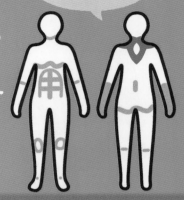

肩甲骨周りの筋肉を
柔らかくします

僧帽筋の動的ストレッチ

ここでは僧帽筋を柔らかくします

| 寝て行います | 所要時間 | 左右各1セット **8**カウント×**5** |

左の肩甲骨の周りの筋肉から伸ばします

1 左の肩が上になるように
ベッドに横になります。

Start!

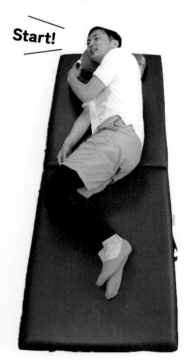

2 左手を前に突き出して、
1、2、3、4とカウントします。

1, 2, 3, 4

ぐーっ

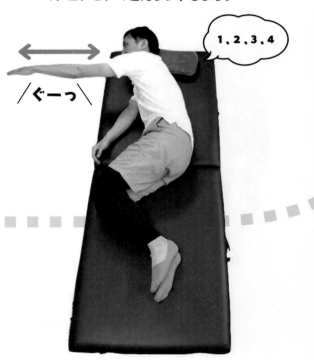

3 左手を背中側に引いて、
5、6、7、8とカウントします。
これを**5セット**行います。

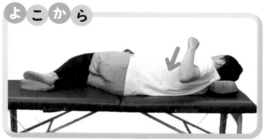

よこから

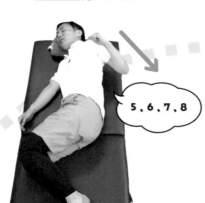

5、6、7、8

右の肩甲骨の周りの筋肉を伸ばします

4 反対側を行います。
右の肩が上になるように横になります。
右手を前に突き出して、
1、2、3、4とカウントします。

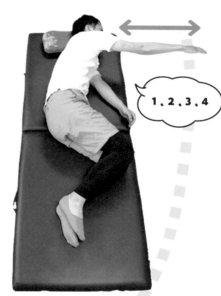

1、2、3、4

5、6、7、8

5 右手を背中側に引いて、
5、6、7、8と
カウントします。
これを**5セット**行います。

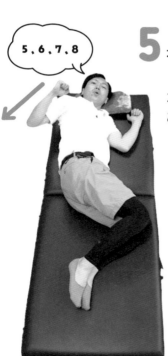

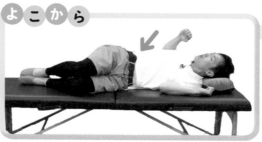

よこから

Part 1
Part 2
Part 3
Part 4

腰周りの筋肉を
伸ばします

腰方形筋の動的ストレッチ

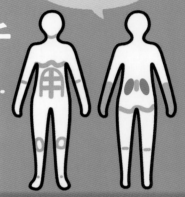

ここでは腰周りの筋肉を伸ばしします

寝て行います | 所要時間 | 1セット**8**カウント×**5**

Start!

1
ベッドに
あおむけに
横になります。

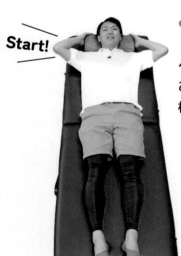

2
両膝を立てます。

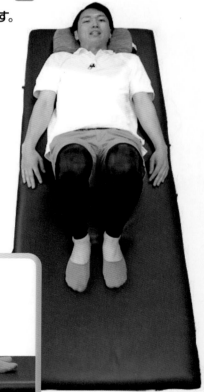

☑ **Point**
膝頭はくっつけます。

よこから

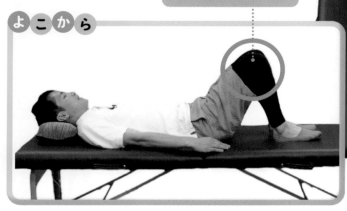

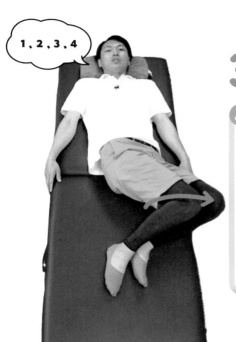

1、2、3、4

3 両膝を右に倒して、1、2、3、4とカウントします。

よこから

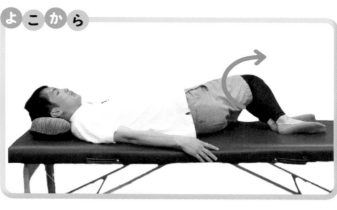

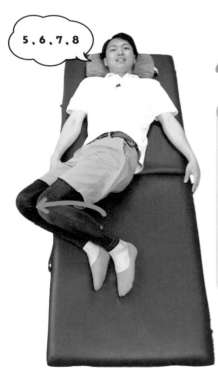

5、6、7、8

4 両膝を左に倒して、1、2、3、4とカウントします。

よこから

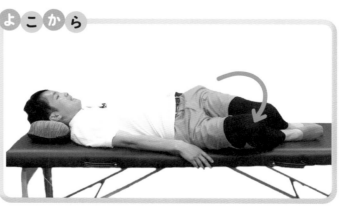

脇の下から背中、腰周りの筋肉を伸ばします

広背筋の動的ストレッチ

・・・・・・・・・・・・・・・・・

ここでは広背筋を伸ばします

 寝て行います | 所要時間 | 左右各1セット **8** カウント× **5**

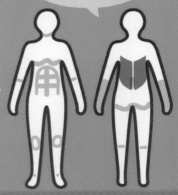

左の脇の下から背中、腰周りの筋肉から伸ばします

1 ベッドに左の肩が
上になるように横になります。

2 左手を斜め上に突き出して、
1、2、3、4とカウントします。

Start!

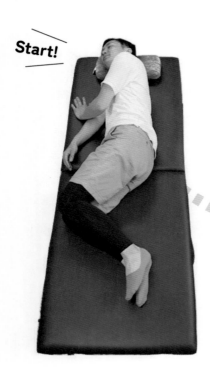

1, 2, 3, 4

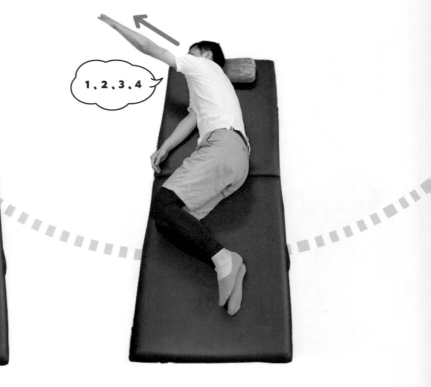

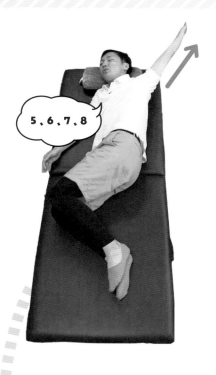

5、6、7、8

3 左手を背中の後ろに伸ばして、
5、6、7、8とカウントします。
これを**5セット**行います。

よこから

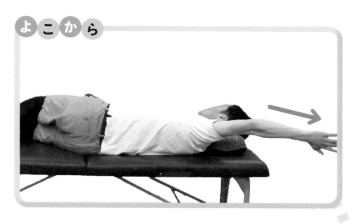

右の脇の下から背中、腰周りの筋肉を伸ばします

6

右手を背中の後ろに伸ばして、
5、6、7、8とカウントします。
これを**5セット**行います。

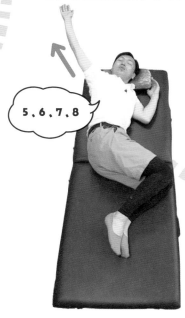

5、6、7、8

1、2、3、4

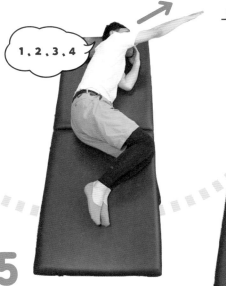

4 反対側を行います。
ベッドに右の肩が
上になるように横になります。

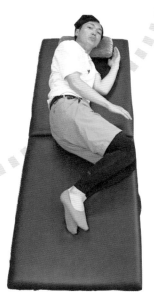

5

右手を斜め上に突き出して、
1、2、3、4とカウントします。

介護保険の利用について

　ここでは介護保険の使い方について説明します。

　介護保険は申請制です。65歳以上になれば、条件さえ整っていれば、申請をすることができます。そして、要支援1、2、要介護1〜5のいずれかの認定を受けると、その認定内容によって、介護サービスを提供してもらうことができます。**要支援1のほうがお元気で、要介護5になるほど、支援を多く必要としている**ことになります。

　中にはお元気な方で「非該当」になる場合もあります。これは「**介護保険サービスの提供を受けるほどにはからだの機能は衰えていません**」という意味で、とても喜ばしいことです。

　40歳から65歳未満では、「**介護保険の特定疾病**」という16種類の疾病がある場合のみ介護保険の申請をすることができます。

　介護保険は40歳以上になると、誰でも保険料を支払わなければならないので、「いつでも自分は使いたいだけ使える」と思っていらっしゃる方もいるかもしれません。

　実はそうではないのです。

　もう一度整理します。

　介護保険は「**申請制**」で介護保険サービスは担当の**介護支援専門員（ケアマネジャー）と相談しながら受けるもの**なのです。誰でもすぐ受けられるものではありません。

　介護保険を受けるようになっても、本書のストレッチなどを毎日行って、からだの状態を整え、介護の認定が重くならないようにしましょう。

　本書のストレッチ以外にも、毎日ラジオ体操をするとか、テレビを見ながらストレッチをするなどの習慣がつくとよいですね。

肩こり・腰痛がなく、生活内の運動負荷がある方のための静的ストレッチ

力が入りすぎて硬くなった筋肉を
ゆっくり伸ばすストレッチを行いましょう。

▶ 肩こりの静的ストレッチ

首の後ろの筋肉を
ストレッチします

頭板状筋の
静的ストレッチ

ここでは頭板状筋をストレッチします

いすに座って行います | 所要時間 | 左右各1回ずつ**1**セット**20**秒

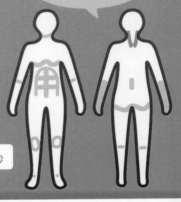

左の首の後ろの筋肉からストレッチします

1 右を向いて手を
頭の後ろに回します。

2 頭を真下に押します。
この姿勢を**20秒キープ**します。

Start!

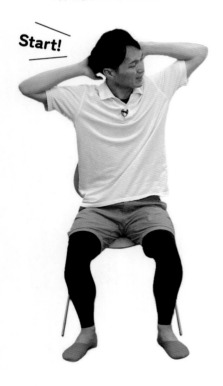

20秒
キープ！

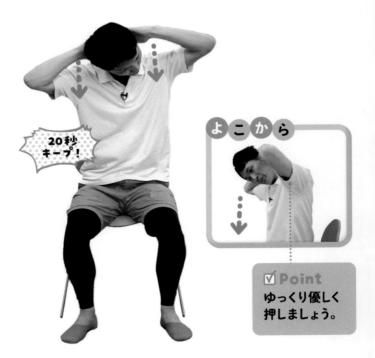

よこから

☑ **Point**
ゆっくり優しく
押しましょう。

Part 1

右の首の後ろの筋肉をストレッチします

3 反対側を行います。
左を向いて手を頭の後ろに回します。

よこから

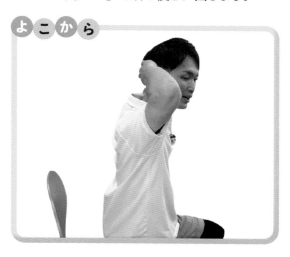

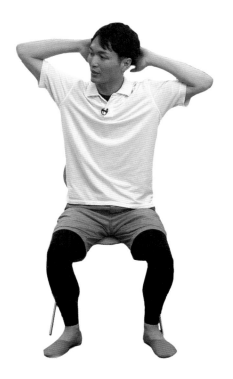

4 頭を真下に押します。
この姿勢を**20秒キープ**します。

よこから

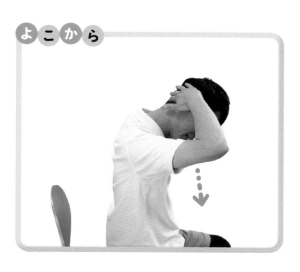

20秒
キープ！

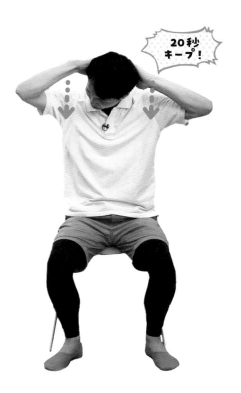

後頭下筋の 静的ストレッチ

ここでは後頭下筋をストレッチします

首の後ろの筋の ストレッチをします

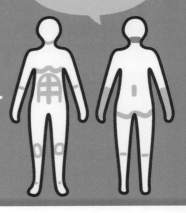

いすに座って行います ｜ 所要時間 ｜ **1**セット**20**秒

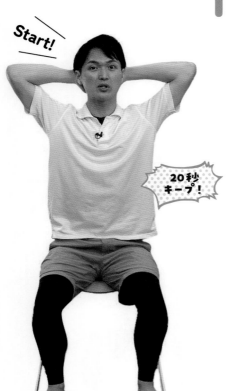

Start!

20秒 キープ！

1 頭の後ろに手を回して、頭を前に押し、 頭は後ろに押します。力を拮抗させます。 この姿勢で**20秒**キープします。

よこから

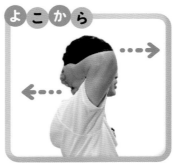

☑ Point ポイントはしっかり前を 見続けることです。

悪い例

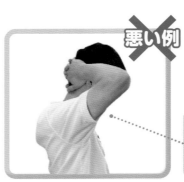

☑ Point 押しすぎて下を 向かないようにします。

胸鎖乳突筋の
静的ストレッチ

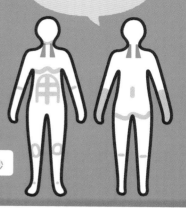

首のエラの下周りの
筋肉をストレッチします

ここでは胸鎖乳突筋をストレッチします

| いすに座って行います | 所要時間 | 左右各1回ずつ**1**セット**20**秒 |

右のエラの下周りの筋肉からストレッチします

▼

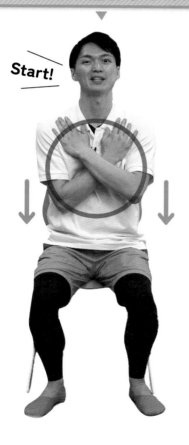

Start!

1 両手を交差させて胸に当て、
鎖骨を下に引っ張ります。

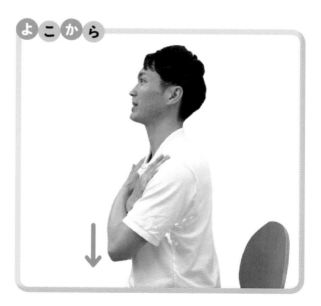

よこから

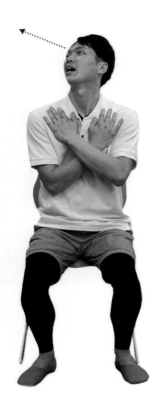

2 左斜め上を見上げます。

よこから

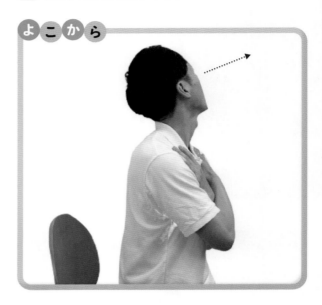

3 あごをうーっと突き出します。
この姿勢を **20秒キープ** します。

よこから

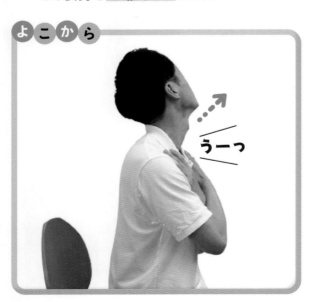

うーっ

20秒
キープ！

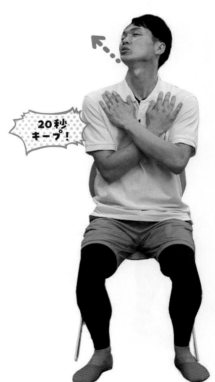

右のエラの下周りの筋肉からストレッチします
▼

4 反対側を行います。
両手を交差させて胸に当て、鎖骨を下に引っ張ります。

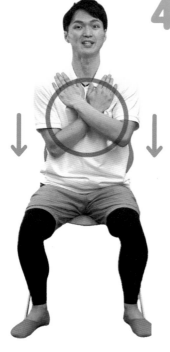

よこから

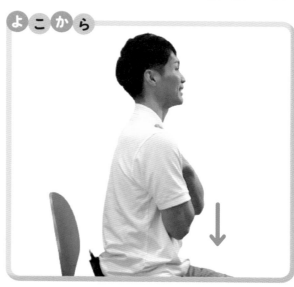

5 右斜め上を見上げます。
あごをうーっと突き出します。
この姿勢を**20秒キープ**します。

よこから

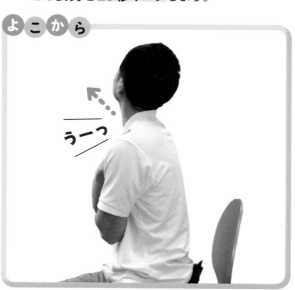

うーっ

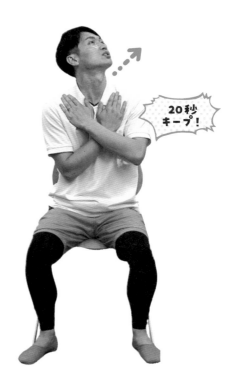

20秒
キープ！

Part 1

Part 2

Part 3

Part 4

僧帽筋の動的ストレッチ①

首から
肩にかけての筋肉を
ストレッチします

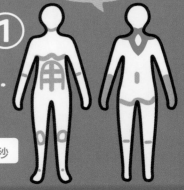

・・・・・・・・・・・・・・・・・・・・・・・・・・・・

ここでは僧帽筋をストレッチします

いすに座って行います | 所要時間 | 左右各1回ずつ**1**セット**20**秒

右の首から肩にかけての筋肉からストレッチします

Start!

1 後ろで手を組みます。

3 左の股関節に向かって頭を傾けます。
この状態で**20秒キープ**します。

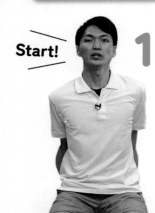

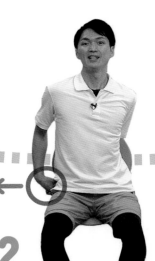

2 組んだ手を左に
引っ張ります。

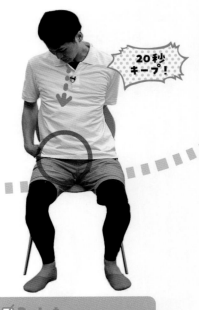

20秒
キープ！

☑ **Point**
ぐっとあごをひきましょう。

左の首から肩にかけての筋肉からストレッチします

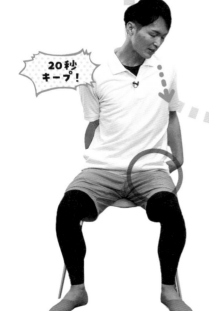

4 反対側を行います。
後ろで組んだ手を右に引っ張ります。

よこから

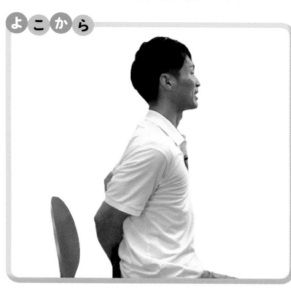

5 右の股関節に向かって頭を傾けます。
この状態で **20秒キープ**します。

よこから

20秒
キープ！

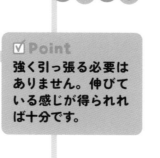

☑ **Point**
強く引っ張る必要は
ありません。伸びて
いる感じが得られれ
ば十分です。

僧帽筋の動的ストレッチ②

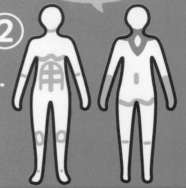

肩甲骨周りの筋肉を
ストレッチします

ここでは僧帽筋をストレッチします

| いすに座って行います | 所要時間 | **1**セット**20**秒 |

Start!

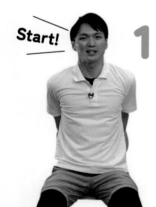

1 後ろで手を組みます。

2 手を後ろに引き、胸を張ります。
このポーズで**20秒キープ**します。

よこから

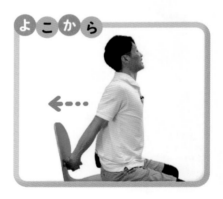

←・・・

**20秒
キープ！**

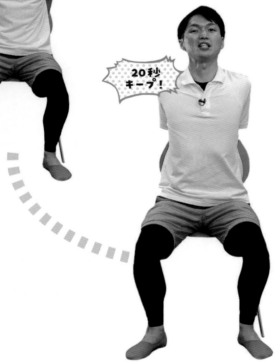

☑ Point
**肩甲骨が背中にぎゅっと寄る
感じが出てきたら、十分にスト
レッチされています。**

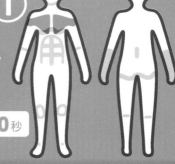

胸周りの筋肉を
ストレッチ
していきます

大胸筋の静的ストレッチ①

ここでは大胸筋をストレッチします

立って壁に手をついて行います | 所要時間 | 左右各1回ずつ**1**セット**20**秒

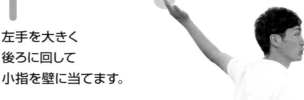

左の胸周りの筋肉からストレッチします

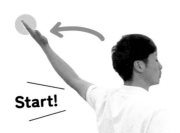

Start!

1

左手を大きく
後ろに回して
小指を壁に当てます。

2

足は肩幅に開きます。

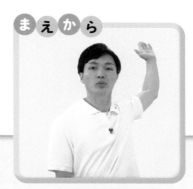

まえから

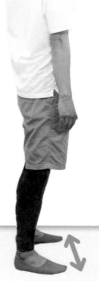

3 後ろを振り向こうとします。
この姿勢で **20秒キープ**します。

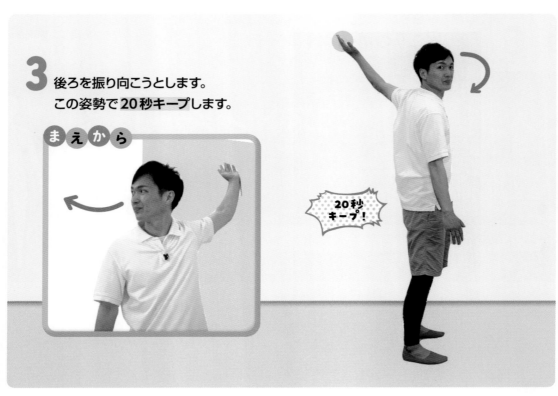

まえから

20秒
キープ！

右の胸周りの筋肉をストレッチします

4 反対側を行います。
右手を大きく後ろに回して小指を壁に当てます。

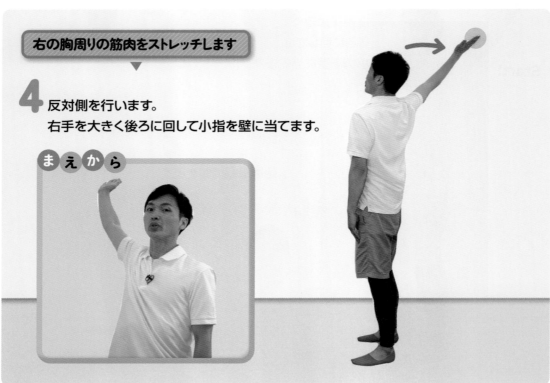

まえから

5 足は肩幅に開きます。

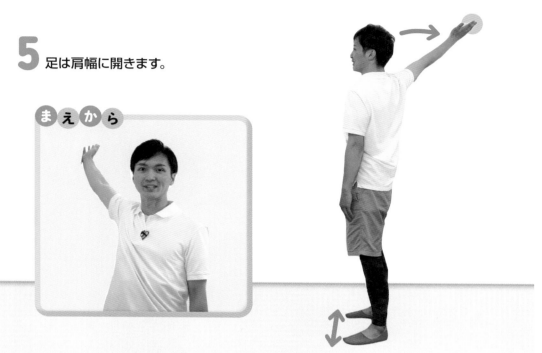

まえから

6 後ろを振り向こうとします。
この姿勢で**20秒キープ**します。

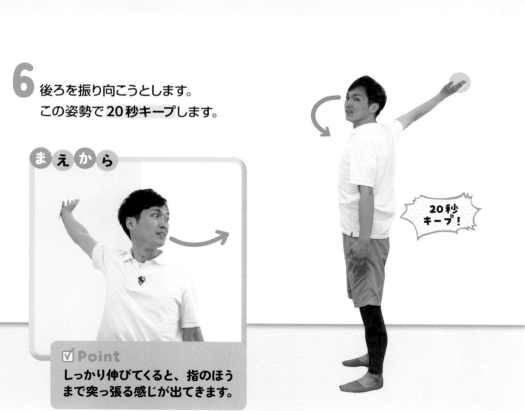

まえから

20秒
キープ！

☑ **Point**
しっかり伸びてくると、指のほう
まで突っ張る感じが出てきます。

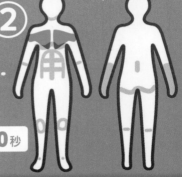

胸周りの筋肉を
ストレッチします

大胸筋の静的ストレッチ②

ここでは大胸筋をストレッチします

立って壁に手をついて行います | 所要時間 | 左右各1回ずつ**1**セット**20**秒

左の胸周りの筋肉からストレッチします

1 左腕をひじから手のひらまで
壁に当てます。
足は肩幅に開きます。

2 この状態で、壁とは反対方向に
後ろにからだをひねります。
この姿勢を**20**秒キープします。

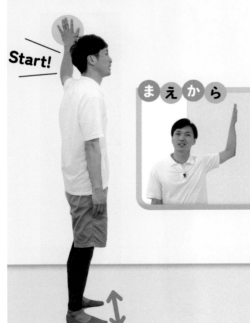

Start!

まえから

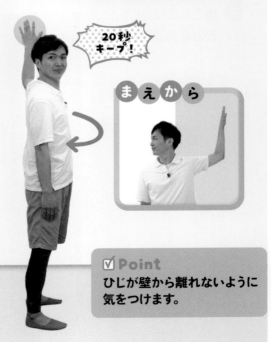

**20秒
キープ！**

まえから

☑ Point
ひじが壁から離れないように
気をつけます。

Part 1

Part 2

Part 3

Part 4

右の胸周りの筋肉をストレッチします
▼

3 反対側を行います。
右腕をひじから手のひらまで壁に当てます。
足は肩幅に開きます。

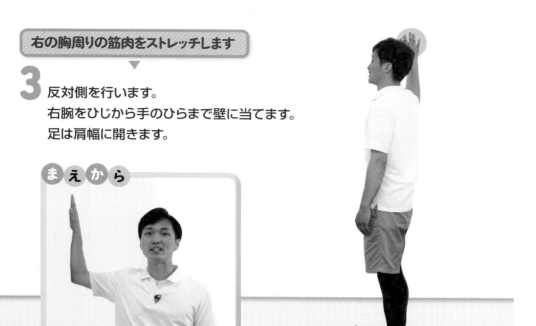

まえから

4 この状態で、壁とは反対方向に
後ろにからだをひねります。
この姿勢を **20秒キープ** します。

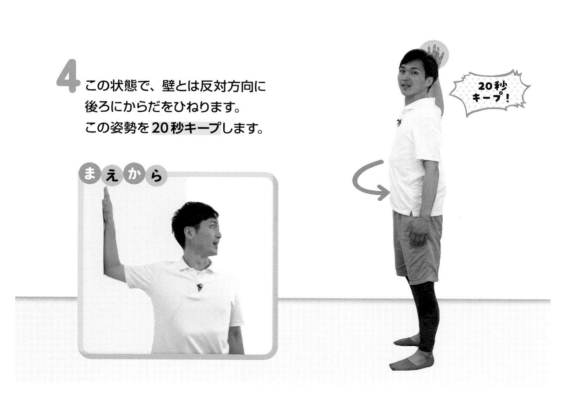

まえから

20秒
キープ！

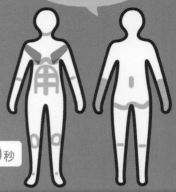

胸の内部の筋肉を
ストレッチ
していきます

小胸筋の静的ストレッチ

ここでは小胸筋をストレッチします

| 立って壁に手をついて行います | 所要時間 | 左右各1回ずつ1セット20秒 |

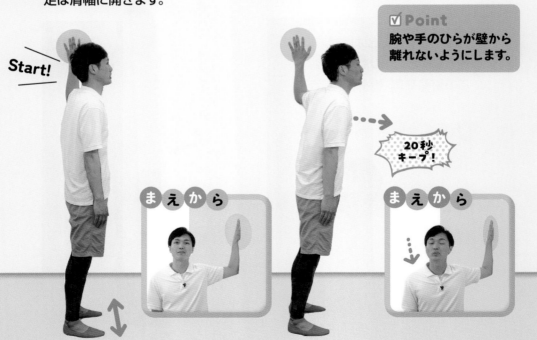

左の胸の内部の筋肉からストレッチします

1 左腕をひじから手のひらまで
壁に当てます。
足は肩幅に開きます。

Start!

2 前に身を乗り出します。
この姿勢を20秒キープします。

☑ Point
腕や手のひらが壁から
離れないようにします。

20秒
キープ!

まえから

まえから

右の胸周りの筋肉をストレッチします

▼

3 反対側を行います。
右腕をひじから手のひらまで壁に当てます。
足は肩幅に開きます。

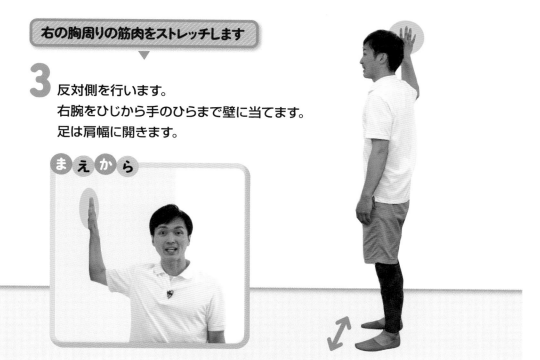

まえから

4 前に身を乗り出します。
この姿勢を**20秒キープ**します。

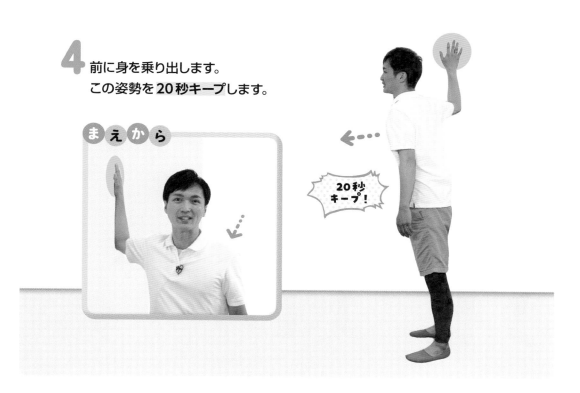

まえから

20秒
キープ！

Part 1

Part 2

Part 3

Part 4

3-9 ▶ 腰痛の静的予防ストレッチ

腹筋の静的予防
ストレッチ①

腹筋を
ストレッチします

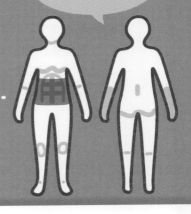

ここでは腹筋を伸ばします

| 立って行います | 所要時間 | 1セット10秒×2 |

---

1 腰に手を当てます。

2 ぐーっと後ろにそらしていきます。
この姿勢を**10秒キープ**し、**2セット**行います。

Start!

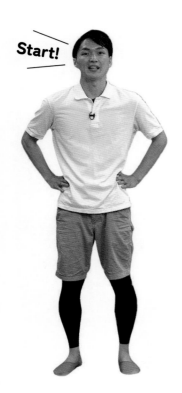

10秒
キープ！

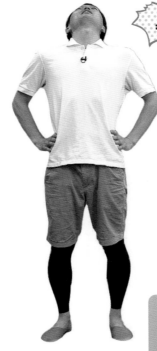

よこから

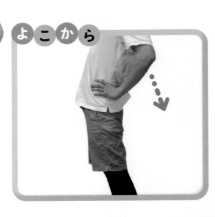

☑ **Point**
少し休憩してから2セット目を行います。
腰が痛い方は無理をせず、からだをそ
らせるところまでそらしましょう。

腹筋の静的予防ストレッチ②

腹筋をストレッチします

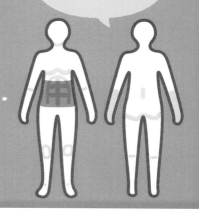

ここでは腹筋を伸ばします

立って行います | 所要時間 | 左右各1回ずつ**1**セット**20**秒

左の腹筋からストレッチします

1 足を肩幅よりも少し広く開きます。

Start!

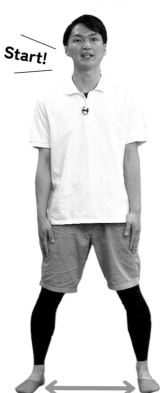

2 右手を腿に当て、膝のほうに伸ばします。

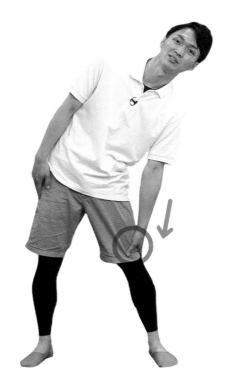

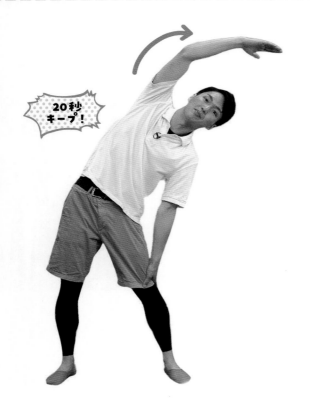

20秒キープ！

3 左手を上げて側屈します。
この姿勢を **20秒キープ** します。

よこから

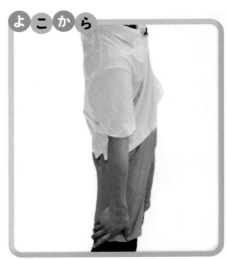

右の腹筋をストレッチします

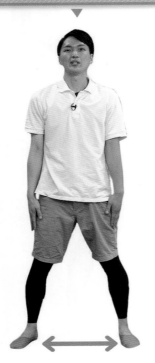

4 反対側を行います。
足を肩幅よりも少し広く開きます。

よこから

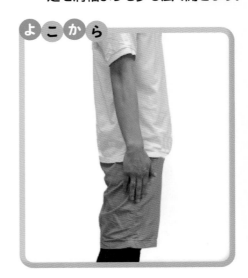

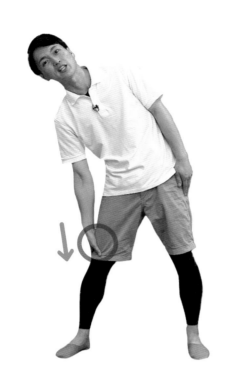

5 左手を腿に当て、
膝のほうに伸ばします。

よこから

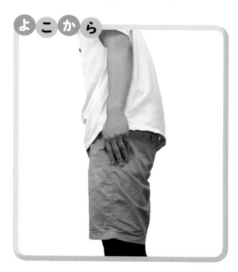

☑ Point
脇を十分に伸ばします。

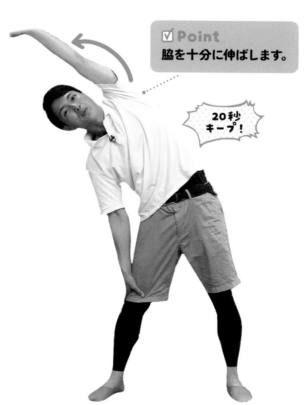

20秒
キープ!

6 右手を上げて側屈します。
この姿勢を **20秒キープ**します。

よこから

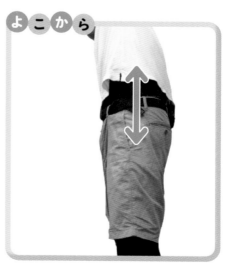

脇の下の筋肉を
伸ばします

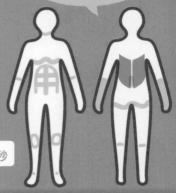

広背筋の静的ストレッチ

ここでは広背筋をストレッチします

立って行います（姿勢を保つために、いすにつかまります）	所要時間	左右各1回ずつ**1**セット**20**秒

左の脇の下からストレッチします

1 いすを前に
持ってきて、
背につかまります。

Start!

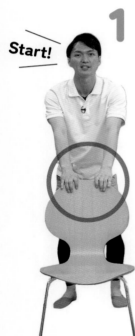

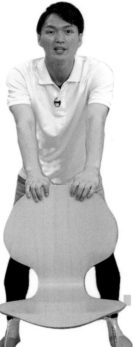

2 両足を一歩後ろに
引きます。

よこから

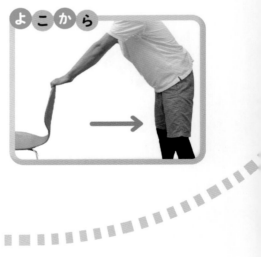

3 右の肩をグーっと床に近づけます。
この姿勢を **20秒キープ**します。

20秒
キープ！

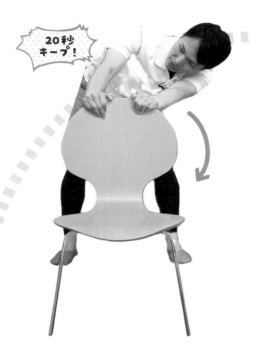

よこから

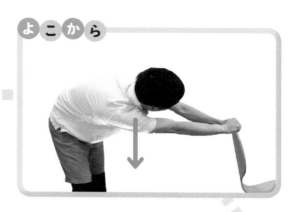

☑ **Point**
伸びる感じが少ない方は
お尻を少し後ろに引きます。

右の脇の下をストレッチします

反対側を行います。
4 左の肩をグーっと床に近づけます。
この姿勢を **20秒キープ**します。

20秒
キープ！

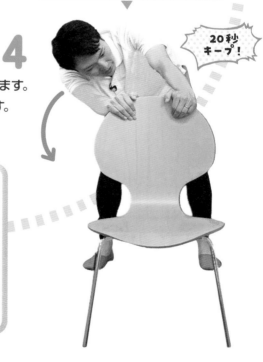

よこから

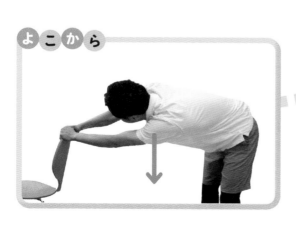

腰をひねる
静的予防ストレッチ

背筋、
腰周りの筋肉を
ストレッチします

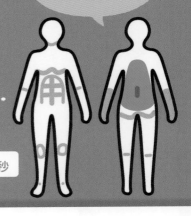

ここでは背筋、腰周りの筋肉をストレッチします

| いすに座って行います | 所要時間 | 左右各1回ずつ **1** セット **20** 秒 |

左の背筋、腰周りからストレッチします

1
右手でいすの背をつかみ、
左手で自分の右膝を外から押さえ、
右の後ろに振り向くようにひねります。

Start!

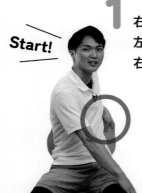

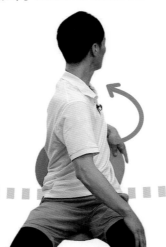

よこから

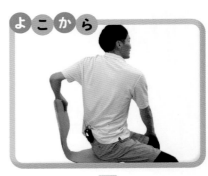

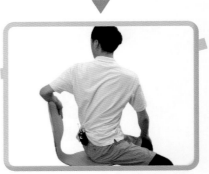

2
頭を後ろに向け、
この姿勢を
20秒キープします。

右の背筋、腰周りをストレッチします

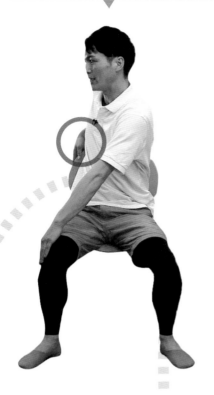

3

反対側を行います。
左手でいすの背をつかみ、
右手で自分の左膝を外から押さえ、
左の後ろに振り向くようにひねります。

よこから

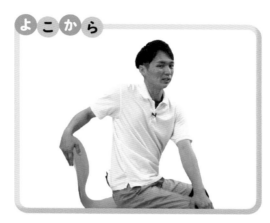

4

頭を後ろに向け、
この姿勢を **20秒キープ**します。

よこから

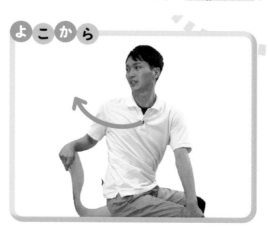

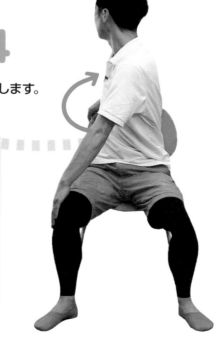

Part 1

Part 2

Part 3

Part 4

121

ハムストリングスの静的予防ストレッチ①

ここではハムストリングスを伸ばします

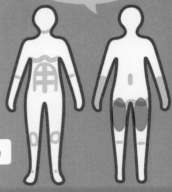

腿裏を
ストレッチします

いすに座って行います｜所要時間｜左右各1回ずつ **1** セット **20** 秒

右の膝裏からストレッチします

1 いすに浅く座ります。

Start!

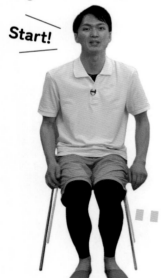

2 つま先を立てて、
右足を前に伸ばします。

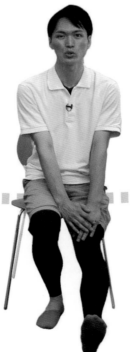

よこから

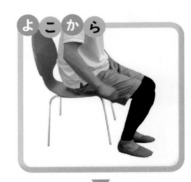

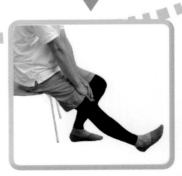

3 この姿勢で前屈し、**20秒キープ**します。

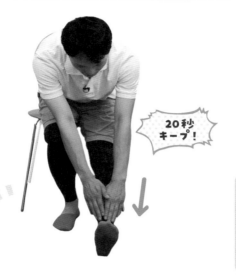

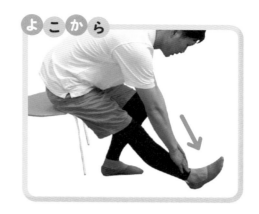

よこから

20秒
キープ！

☑️ **Point**
このときに膝が折れると効果が薄れるので、
前に出した足が曲がらないようにします。
つま先に手を届かせることが目的ではないので、
自分で前屈できるところまででOKです。

左の膝裏をストレッチします

4
反対側を行います。
つま先を立てて、
左足を前に
伸ばします。

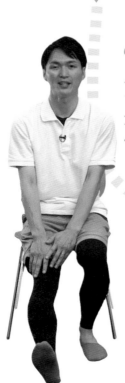

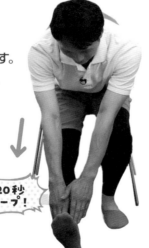

よこから

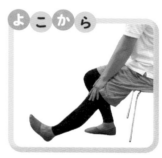

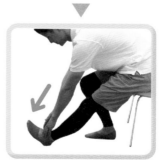

20秒
キープ！

5 この姿勢で前屈し、
20秒キープします。

☑️ **Point**
痛いなと感じられるのは、筋肉が伸びている証拠です。
少し痛いと感じられるまで伸ばします。

Part
1

Part
2

Part
3

Part
4

ハムストリングスの
静的予防ストレッチ②

ここではハムストリングスを伸ばします

立って行います（いすを使います）　所要時間｜左右各1回ずつ**1**セット**20**秒

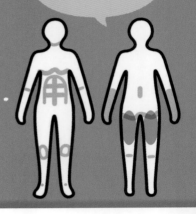

腿裏の筋肉を
ストレッチします

左の膝裏からストレッチします

1 いすを前に持ってきます。

Start!

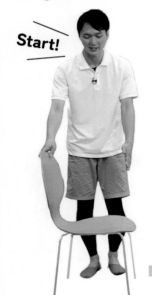

2 右手でいすにつかまり、
右足をいすに乗せます。
このとき、膝を曲げず、
かかとを座面に着けます。

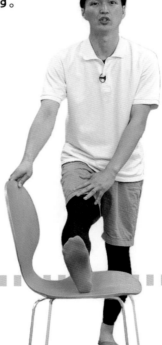

よこから

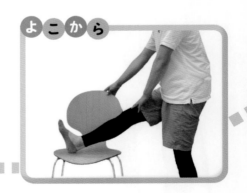

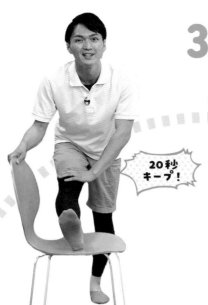

3 この状態で、上半身を前屈させ、
20秒キープします。

よこから

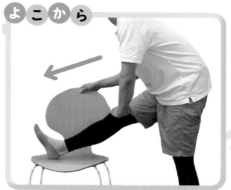

**20秒
キープ！**

Part
1

Part
2

**Part
3**

Part
4

右の膝裏をストレッチします

4 反対側を行います。
左手でいすにつかまり、
右足をいすに乗せます。
このとき、膝を曲げず、
かかとを座面に着けます。

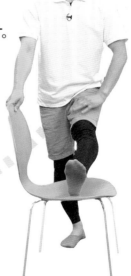

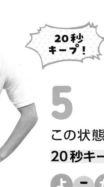

**20秒
キープ！**

5 この状態で、上半身を前屈させ、
20秒キープします。

よこから

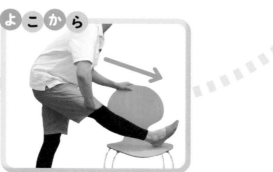

☑Point
突っ張る感じが少ない方は、もう少し深く前屈します。

大腿四頭筋の 静的予防ストレッチ

前腿の筋肉を ストレッチします

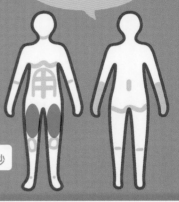

ここでは大腿四頭筋をストレッチします

立って行います（姿勢を保つために、いすにつかまります）　所要時間｜左右各1回ずつ **1**セット**20**秒

右の前腿からストレッチします

1 左手でいすにつかまります。

Start!

2 右手で右足首をつかみ、 後ろに引き上げます。 この姿勢を**20秒キープ**します。

20秒 キープ！

よこから

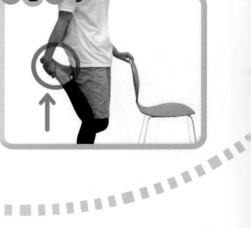

☑ **Point**
片足で行うのでバランスに気をつけます。
突っ張る感じが少ないときは、
足首をもう少し後ろに引っ張ります。

左の前腿をストレッチします

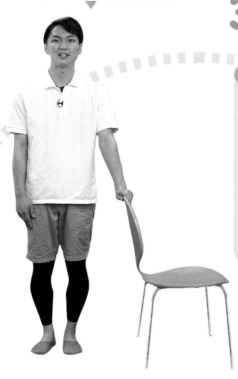

3 反対側を行います。
右手でいすにつかまります。

よこから

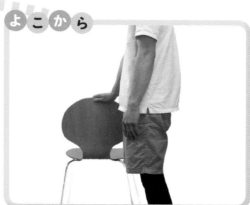

左手で左足首をつかみ、
後ろに引き上げます。
この姿勢を**20秒キープ**します。 **4**

20秒キープ！

よこから

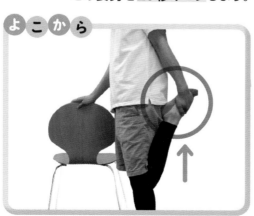

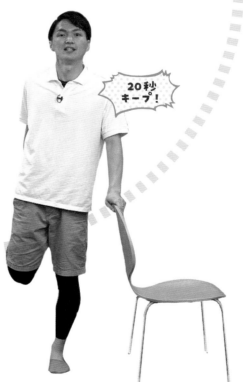

脊柱起立筋（背筋）の 静的予防ストレッチ

背中の筋肉を
ストレッチします

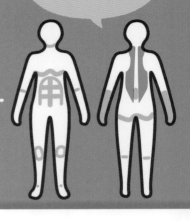

ここでは脊柱起立筋をストレッチします

| 寝て行います | 所要時間 | 1セット20秒 |

1 ベッドにあおむけになります。

Start!

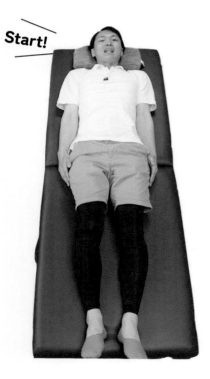

2 両足をかかえて、
お腹のほうに腿を近づけます。
この姿勢で20秒キープします。

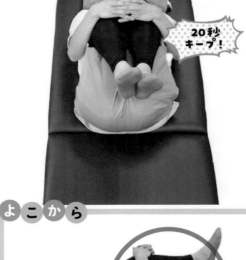

20秒
キープ！

よこから

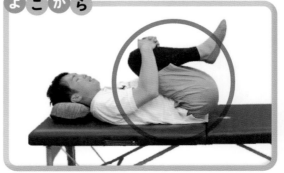

▶ 腰痛の静的予防ストレッチ

脊柱起立筋（腰筋）の静的予防ストレッチ

背筋、腰周りの筋肉をストレッチします

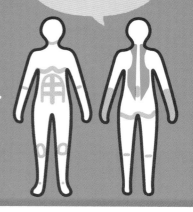

ここでは脊柱起立筋をストレッチします

寝て行います | 所要時間 | 左右各1回ずつ**1**セット**20**秒

左の背筋、腰周りからストレッチします

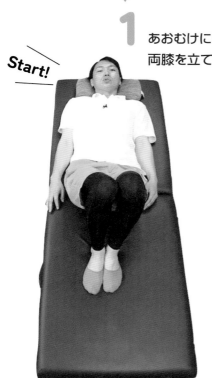

1 あおむけに寝て両膝を立てます。

Start!

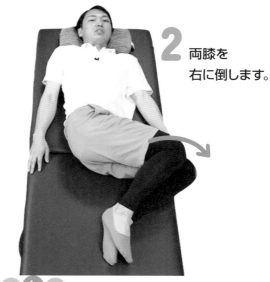

2 両膝を右に倒します。

よこから

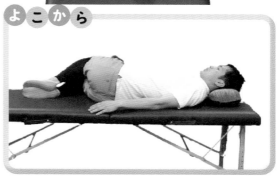

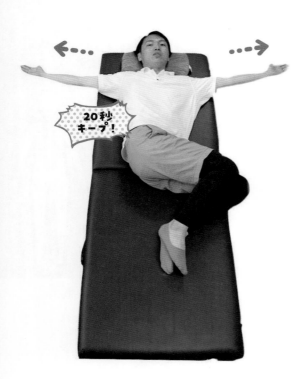

20秒
キープ！

3 両手を左右に広げ、**20秒キープ**します。

よこから

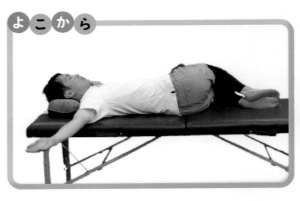

右の背筋、腰周りをストレッチします

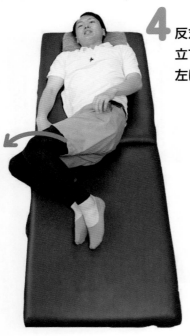

4 反対側を行います。
立てた両膝を
左に倒します。

5 両手を左右に広げ、**20秒キープ**します。

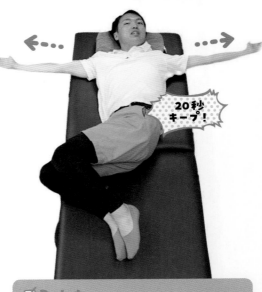

20秒
キープ！

☑ **Point**
からだがねじれる姿勢をとると、
背筋や腰周りの筋肉が伸びていきます。

肩こり・腰痛がなく、 生活内の運動負荷が ない方のための 予防運動

筋力が低下して体を支えきれなくなることで起こる痛みを
予防するための運動を行いましょう。

首の運動①

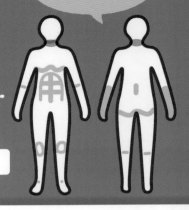

首の筋肉を動かして、首、肩の負担を軽減します

ここでは首、肩の筋肉の運動をします

立って行います（いすを使います） ｜ 所要時間 ｜ **1**セット**10**回

1 いすを前に持ってきます。
座面に両手をつけます。

Start!

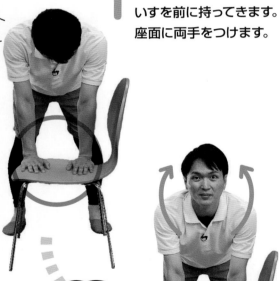

1、2、3…
10回

2 正面を見るように
頭を持ち上げます。
これを**10**回行います。

よこから

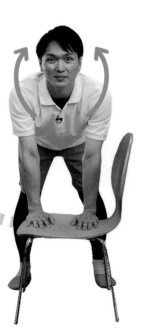

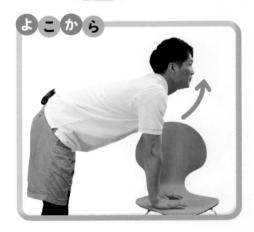

4-2 ▶ 首の予防体操

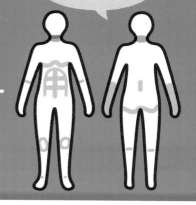

首の筋肉を動かして、首、肩の負担を軽減します

首の運動②

ここでは首、肩の筋肉の運動をします

立って行います（いすを使います）　所要時間｜左右各**1**セット×**10**回

1 いすを前に持ってきて、
両手を座面に着け、
顔は正面に向けます。

Start!

1，2，3，4，5

6，7，8，9，10

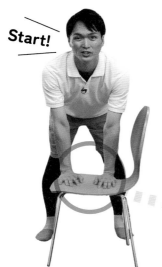
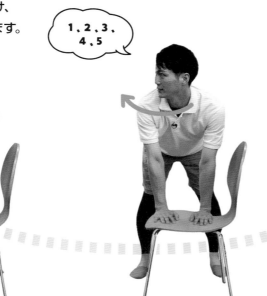
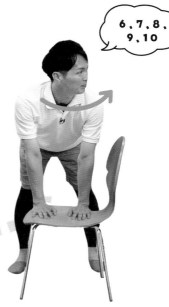

2 頭を上げたまま、
顔を左右に交互に向けます。
全部で**10**回動かします
（左に**5**回、右に**5**回）。

よこから

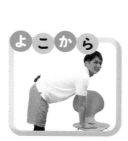
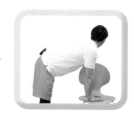

▶ **首の予防体操**

僧帽筋の運動①

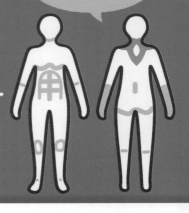

肩甲骨周りの筋肉を動かして、首、肩の負担を軽減します

・・・・・・・・・・・・・・・・・・・・・・・・・・・・・・・・・・・・

ここでは僧帽筋の運動をします

いすに座って行います | 所要時間 | 前後各**1**セット×**10回**

1 両手を肩につけます。

2 ひじを前から後ろに回します。
全部で**10回**、回します。

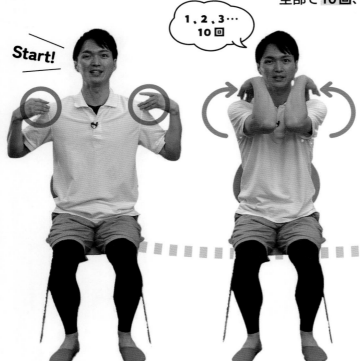

Start!

1，2，3…10回

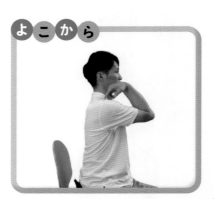

よこから

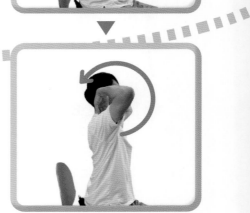

134

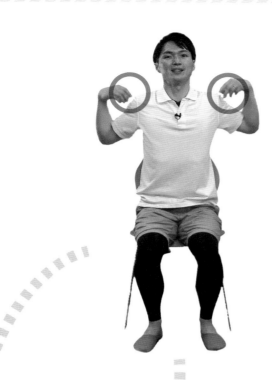

3 反対回しを行います。
両手を肩につけます。

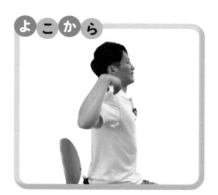

よ　こ　か　ら

Part
1

Part
2

Part
3

Part
4

4 ひじを前から後ろに回します。
全部で **10回**、回します。

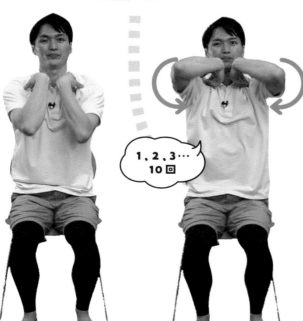

1、2、3…
10回

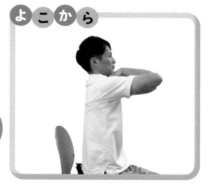

よ　こ　か　ら

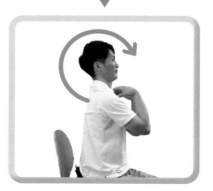

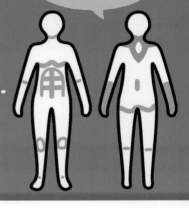

肩甲骨周りの
筋肉を動かして、
首、肩の負担を
軽減します

僧帽筋の運動②

ここでは僧帽筋の運動をします。

| いすに座って行います | 所要時間 | **1**セット**10**回 |

1 腰の後ろに
手の甲を当てます。

2 この状態でひじを前後に
10回動かします。

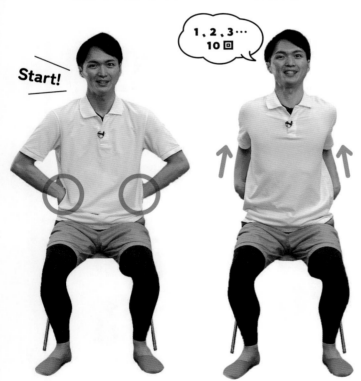

Start!

1、2、3…
10回

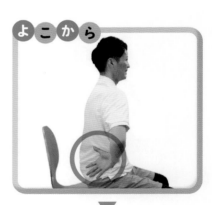

よこから

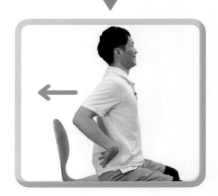

脊柱起立筋の運動

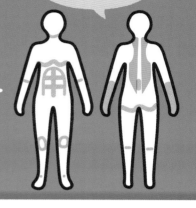

首の筋肉を動かして、首、肩の負担を軽減します

ここでは首、肩の筋肉の運動をします

立って行います | 所要時間 | 左右各**1**セット×**10**回

1 後ろで手を組みます。

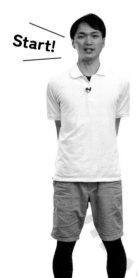

Start!

よこから

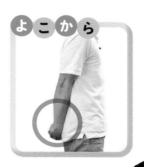

2 からだを前傾させます。
このとき胸を張ります。

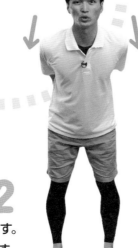

3 後ろに回した手を上げます。

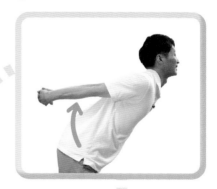

4 力を抜きます。
これを**10**回行います。

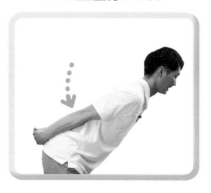

大胸筋の運動

胸周りの筋肉を動かして、首や肩の負担を軽減します

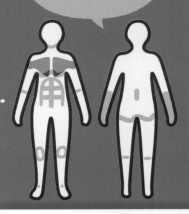

ここでは大胸筋の運動をします

いすに座って行います | 所要時間 | **1セット10回**

1 手を胸の前で合わせて、ひじを上げます。

2 背筋を伸ばしたまま、左右にひねります。

3 右左にひねって1回と数えます。全部で**10回**行います。

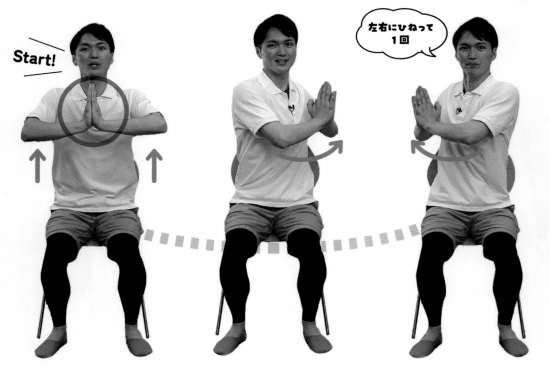

Start!

左右にひねって1回

4-7 ▶ 首の予防体操

僧帽筋の運動③

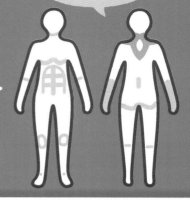

肩甲骨周りの筋肉を動かして、首や肩の負担を軽減します

・・・・・・・・・・・・・・・・・・・・・・・・・・・・・

ここでは僧帽筋の運動をします

| いすに座って行います | 所要時間 | 1セット10回 |

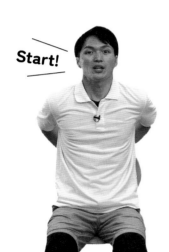

Start!

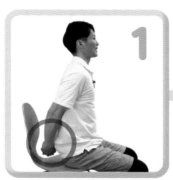

1

後ろで手を組みます。

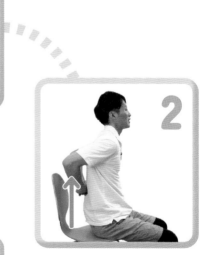

2

ひじを曲げて
手を上に持ち上げます。

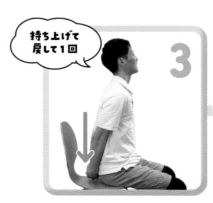

持ち上げて
戻して1回

3

手を下に戻します。
持ち上げて戻すので1回と数え、
10回行います。

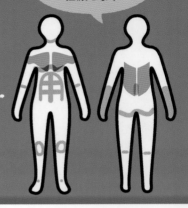

胸と脇の下の
筋肉を動かして、
首や肩の負担を
軽減します

大胸筋と広背筋の運動

ここでは大胸筋と広背筋の運動をします

いすに座って行います	所要時間	**1セット10回**

1 肩に手を当てます。

2 脇を開いて
ひじを上に向けます。

3 脇を締めます。
ひじを上に上げて、
脇を締めるで1回と数え、
10回行います。

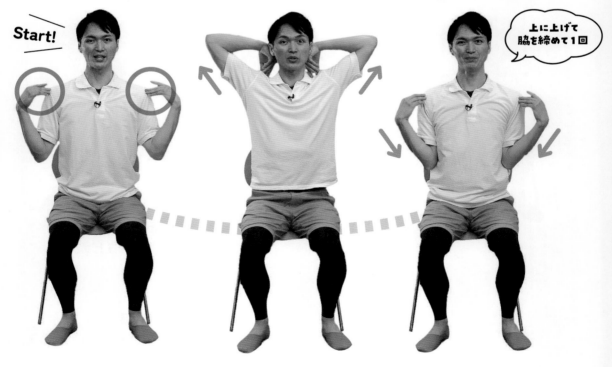

Start!

上に上げて
脇を締めて1回

腰方形筋の運動

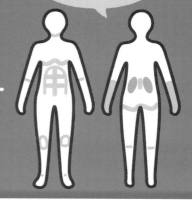

骨盤周りの
筋肉を動かして
腰への負担を
軽減します

・・・・・・・・・・・・・・・・・・・・・・・・・

ここでは腰方形筋の運動をします

| いすに座って行います | 所要時間 | 1セット10回 |

Start!

1
いすに背中を沈めるようにして、
骨盤を寝かせます。

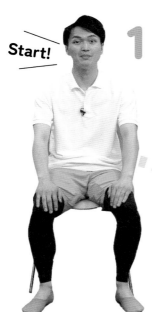

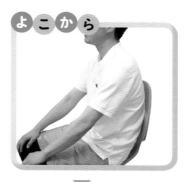
よこから

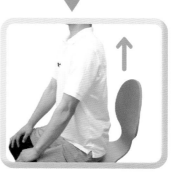

2

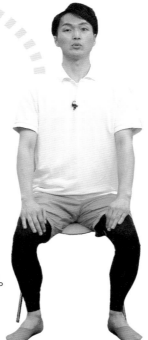

ここから骨盤を立てて胸を張ります。
寝かせて立てるので1回と数え、
10回行います。

背筋の運動①

肩甲骨周りの
筋肉を動かして、
腰の負担を軽減します

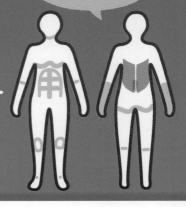

ここでは背筋の運動をします

いすに座って行います	所要時間	1セット10回

1 足を大きく広げます。

Start!

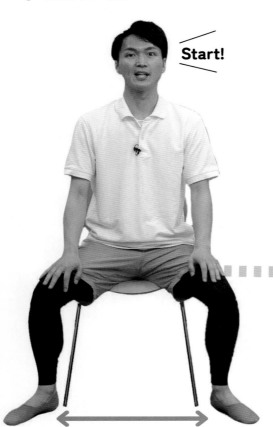

よこから

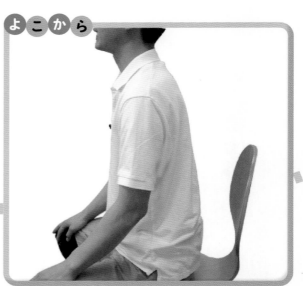

2 両手を伸ばして床に近づけます。

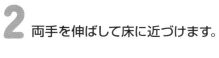

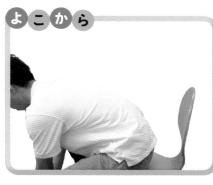

☑ Point
床に触ることが目的ではないので、
床に触る必要はありません。

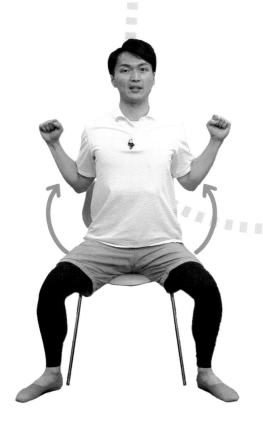

3 からだを起こしてひじを曲げて胸を張り、
肩甲骨を背中に寄せます。
両手を床に近づける、胸を張るで1回と数え、
10回行います。

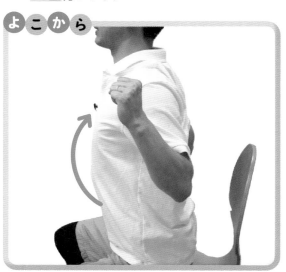

背筋の運動②

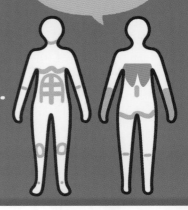

背中の筋肉を動かして、腰への負担を軽減します

ここでは背筋の運動をします

いすに座って行います | 所要時間 | 1セット **10** 回

1 足を大きく開きます。

Start!

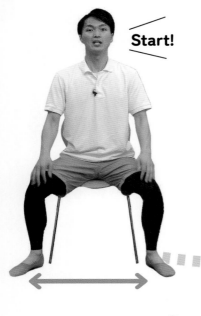

2 胸を張りながら
上半身を前に倒し、
手を前に伸ばします。

3 この姿勢からひじを曲げながら、
腕をからだの後ろに引きます。

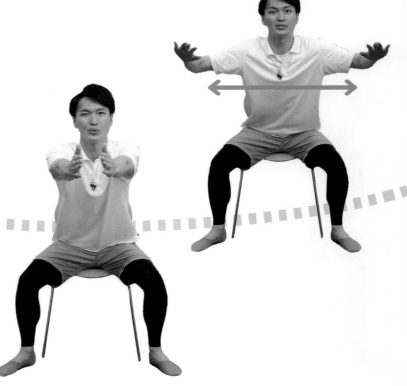

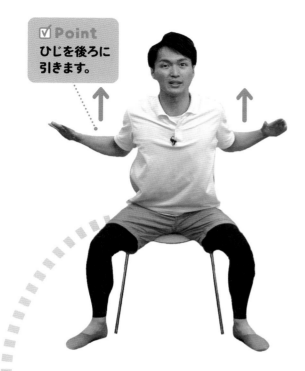

☑ Point
ひじを後ろに
引きます。

4 ひじを背中の後方まで引きます。
手を前方に伸ばす、ひじを引くで
1回と数え、**10回**行います。

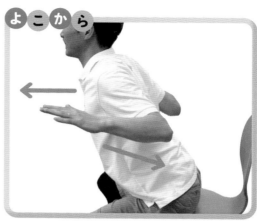

よこから

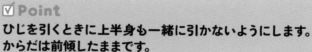

☑ Point
ひじを引くときに上半身も一緒に引かないようにします。
からだは前傾したままです。

悪い例

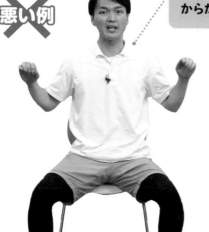

よこから

悪い例

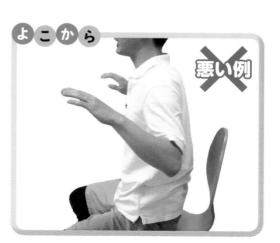

体幹の運動①

ここでは体幹の運動をします

いすに座って行います | 所要時間 | **1**セット**10**回

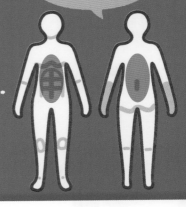

胴体全体を動かして腰への負担を軽減します

1 足を大きく開きます。

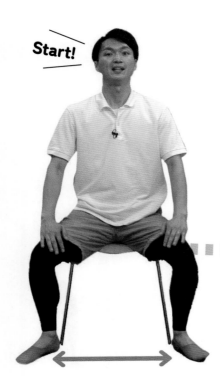

Start!

2 左手を右上に伸ばします。

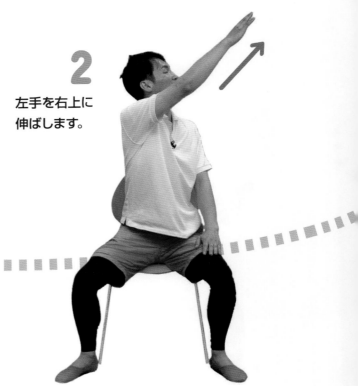

3 元に戻します。

4 からだをしっかりねじると
腹筋に効いてきます。

☑ **Point**
からだをどのように
ねじるかを意識します。

5 右手を左上に伸ばします。

6 元に戻します。
左右交互に合計 **10 回**行います。

4-13 ▶ 腰の予防体操

体幹の運動②

ここでは体幹の運動をします

いすに座って行います	所要時間	1セット10回

腹筋を動かして腰への負担を軽減します

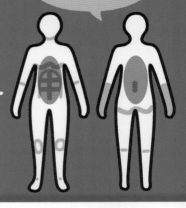

1 足を大きく開きます。

2 手を横に広げます。

Start!

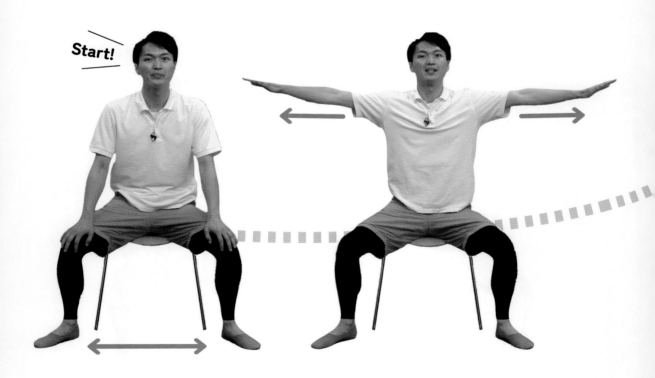

3 左手が右のくるぶしを触るように
上半身をかがめます。

4 からだを起こします。

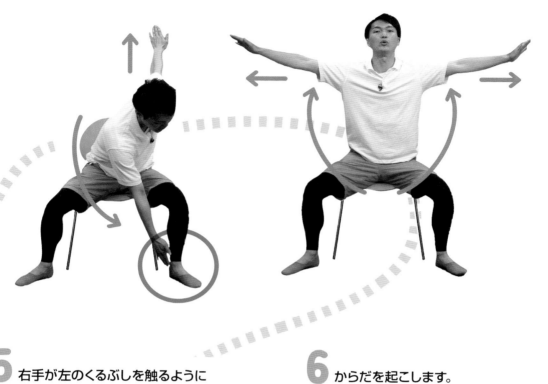

5 右手が左のくるぶしを触るように
上半身をかがめます。

6 からだを起こします。
左右交互に合計 **10回**行います。

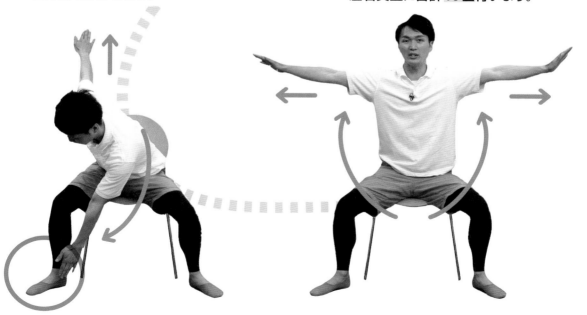

▶ 腰の予防体操

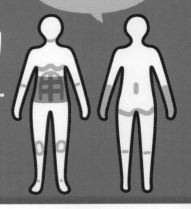

骨盤を支える腹筋を強くして腰への負担を軽減します

骨盤を支える腹筋の運動

ここでは骨盤の運動をします

| 立って行います | 所要時間 | **1**セット**10**回 |

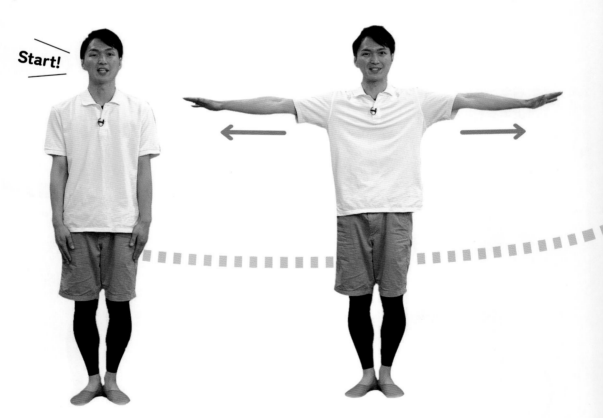

1 かかとを合わせて立ちます。

Start!

2 両手を横に広げます。

3 右の骨盤を前に出します。

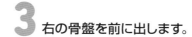

よこから

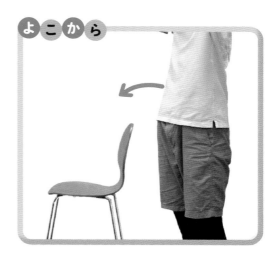

1、2、3…
10回

4 次に左の骨盤を前に出します。
左右交互に **10回** 行います。

よこから

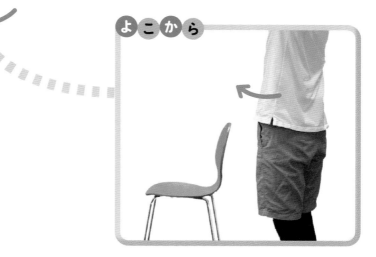

Part
1

Part
2

Part
3

Part
4

股関節の運動

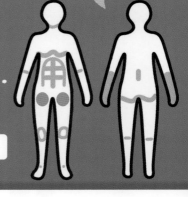

股関節を働かせて、腰への負担を軽減します

ここでは股関節の運動をします

立って行います（いすを使います） | 所要時間 | 左右各**1**セット×**10**回

右足の股関節から回します

1 いすの背に左手で
つかまります。

Start!

2 右足を大きく
上方向に回します。

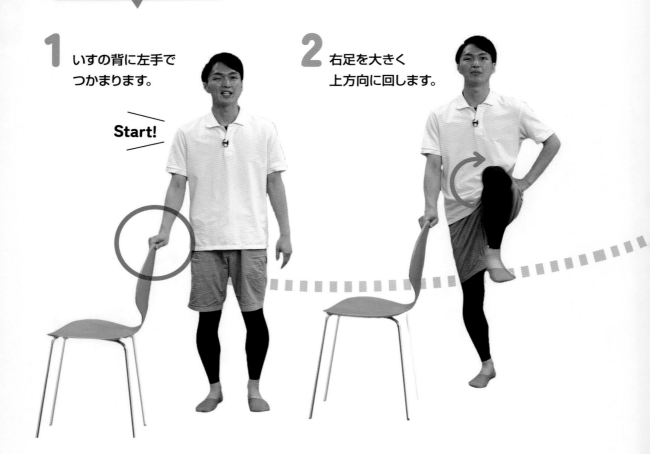

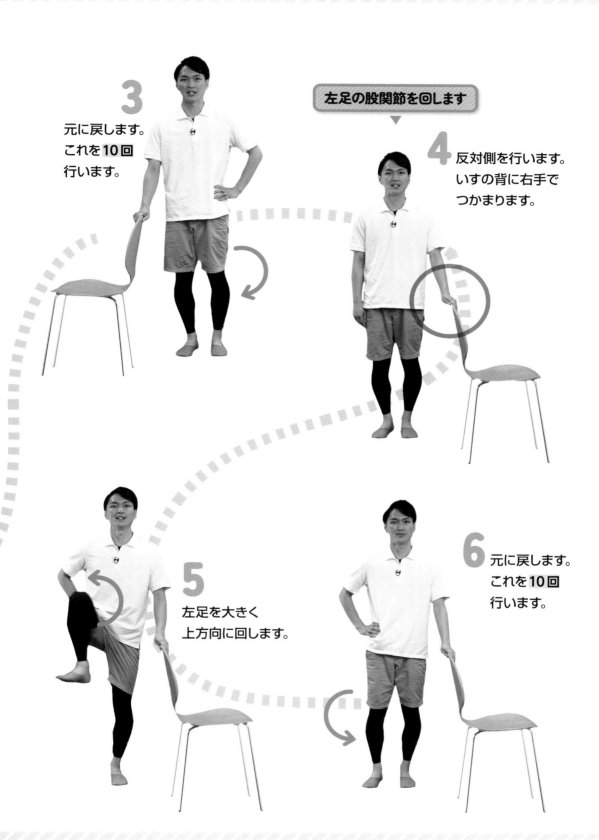

3

元に戻します。
これを **10回**
行います。

左足の股関節を回します

4

反対側を行います。
いすの背に右手で
つかまります。

5

左足を大きく
上方向に回します。

6

元に戻します。
これを **10回**
行います。

臀筋の運動①

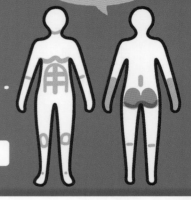

お尻の筋肉を動かして
お尻の負担を
軽減します

ここでは臀筋の運動をします

立って行います（いすを使います）　｜　所要時間　｜　左右各**1**セット×**10**回

右のお尻から運動します

1

いすの背につかまって、
右足のつま先を
外に向けます。

Start!

2

右足を後ろに引きます。
これを **10** 回行います。

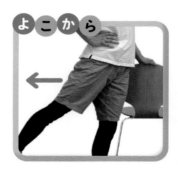

よこから

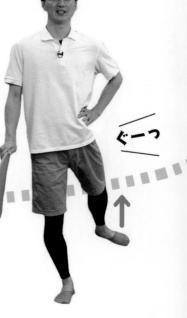

ぐーっ

左のお尻の運動をします

3 反対側を行います。
いすの背につかまって、
左足のつま先を外に向けます。

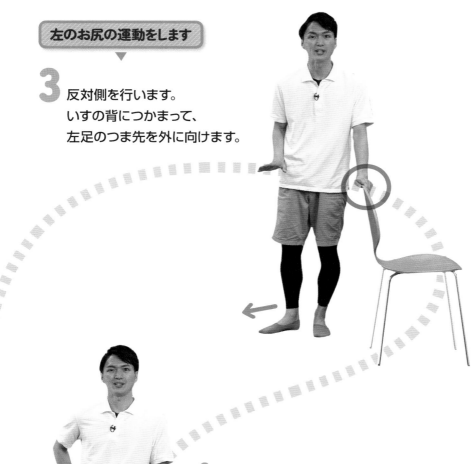

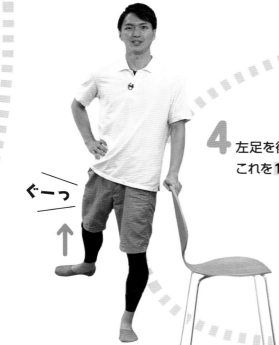

ぐーっ

4 左足を後ろに引きます。
これを**10回**行います。

よこから

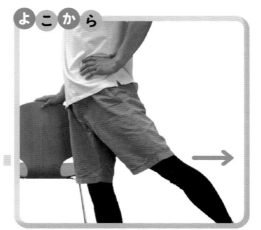

臀筋の運動②

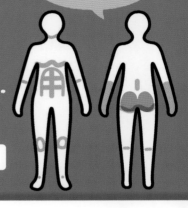

お尻の筋肉を動かして
お尻の負担を
軽減します

ここでは臀筋の運動をします

立って行います（いすを使います） ┃ 所要時間 ┃ 左右各 **1** セット× **10** 回

右のお尻から運動します

1

Start!

右足を
一歩前に
出します。

2

足先に向かって
両手を伸ばします。

☑ **Point**
足先に手をつけるのが目的では
ないので、かがめるところまで
かがみましょう。

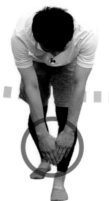

からだを起こします。
ひじを曲げて胸を張ります。
これを **10** 回行います。

3

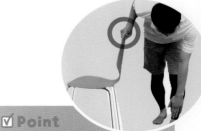

☑ **Point**
ぐらぐらする方は
いすにつかまって行います。

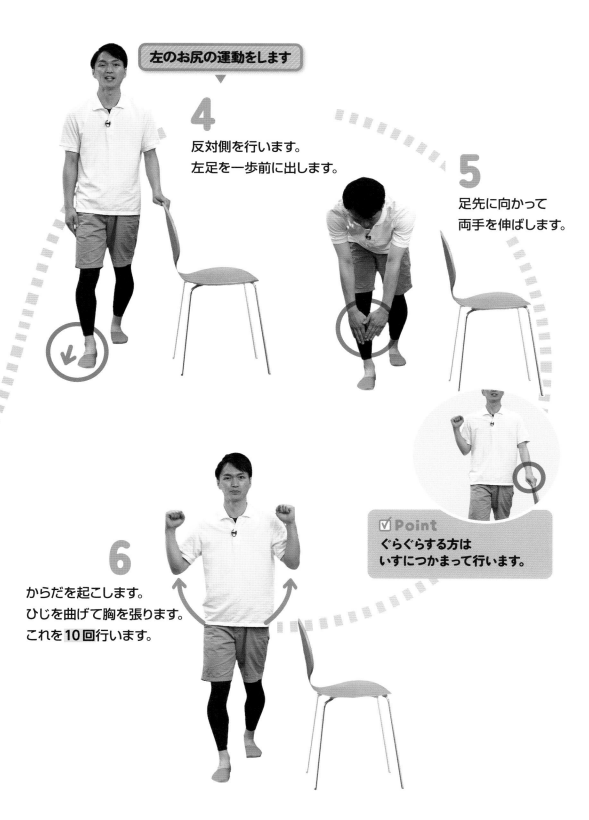

左のお尻の運動をします

4

反対側を行います。
左足を一歩前に出します。

5

足先に向かって
両手を伸ばします。

6

からだを起こします。
ひじを曲げて胸を張ります。
これを10回行います。

☑ Point
ぐらぐらする方は
いすにつかまって行います。

Part
1

Part
2

Part
3

Part
4

腸腰筋の運動

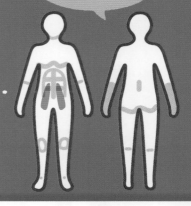

腰周りの筋肉を強くして腰への負担を軽減します

ここでは腸腰筋の運動をします

いすに座って行います	所要時間	1セット10回

1 腰に手を当てます。

2 右のお尻を浮かせます。

3 左のお尻を浮かせます。左右交互に **10回** 行います。

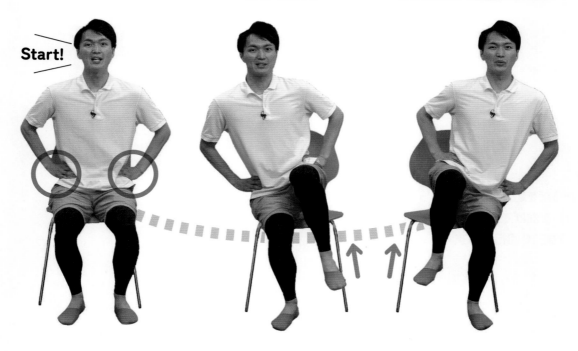

Start!

[ストレッチの記録表]

ストレッチをしたときに記録していきましょう。
このページに直接書き込むか、コピーをして使います。

効いたかどうかは、「運動前よりも①体が軽くなった②体が温まった③体（筋肉）が伸びる実感があった、体が柔らかくなった④痛み（怠さ）が軽減した⑤気持ちよかった、スッキリした」がひとつでもあるかどうかで判断します。

ストレッチを行った日	行ったストレッチ	行ったセット数	効いたかどうか
（例）3月24日（日）	1-5	2	効いた 変わらない・効いていない
月　日（　）	−		効いた・変わらない・効いていない
月　日（　）	−		効いた・変わらない・効いていない
月　日（　）	−		効いた・変わらない・効いていない
月　日（　）	−		効いた・変わらない・効いていない
月　日（　）	−		効いた・変わらない・効いていない
月　日（　）	−		効いた・変わらない・効いていない
月　日（　）	−		効いた・変わらない・効いていない
月　日（　）	−		効いた・変わらない・効いていない
月　日（　）	−		効いた・変わらない・効いていない
月　日（　）	−		効いた・変わらない・効いていない
月　日（　）	−		効いた・変わらない・効いていない
月　日（　）	−		効いた・変わらない・効いていない
月　日（　）	−		効いた・変わらない・効いていない
月　日（　）	−		効いた・変わらない・効いていない
月　日（　）	−		効いた・変わらない・効いていない
月　日（　）	−		効いた・変わらない・効いていない
月　日（　）	−		効いた・変わらない・効いていない
月　日（　）	−		効いた・変わらない・効いていない
月　日（　）	−		効いた・変わらない・効いていない
月　日（　）	−		効いた・変わらない・効いていない
月　日（　）	−		効いた・変わらない・効いていない
月　日（　）	−		効いた・変わらない・効いていない
月　日（　）	−		効いた・変わらない・効いていない

【著者】

荻野 秀一郎（作業療法士、「フラミンゴの介護予防チャンネル」主宰）

2012年より回復期リハビリ病院で勤務。在宅復帰に向けたリハビリ業務を行う。2015年から急性期病棟のリハビリに勤務しICUでのリハビリに従事。2017年から訪問リハビリに携わり、在宅での自立に向けたリハビリを行う。サービスを受けたい人でも介護保険サービスが非該当となる現状を目の当たりにして、自費でリハビリを受けることができるスタジオを作りたいと思い2020年東京都大田区に「認知症と転倒予防教室フラミンゴ」を開業。同年コロナ禍で自宅から出れず筋力・体力、認知機能低下が進む高齢者の支援がしたいと思いYouTubeにて「フラミンゴの介護予防チャンネル」を開設。チャンネル登録者数12万人を超え、介護予防のジャンルで日本一となる。現在所属する雑色商店街の理事や雑色商店街青年部部長を務めながら地域密着の活動に尽力している。

【協力】

藤井 寿和（介護福祉士）

陸上自衛隊に入隊し、衛生科隊員（救急隊員）として勤務。在宅医療に特化した医療法人のデイケアにて、介護を始める。目標だった福祉業界に関連する事業にて独立。株式会社そーかいを設立し、代表取締役に就任。
一般社団法人日本アクティブコミュニティ協会 公認講師／16歳の仕事塾 社会人講師／株式会社そーかい 代表取締役／合同会社福祉クリエーションジャパン 代表／映画『ぬくもりの内側』プロモーションディレクター

◎**アスクユーザーサポートのご案内**

乱丁、落丁、動画の不具合がございましたら、ユーザーサポートまでご連絡ください。
許可なしに転載・複製することを禁じます。

アスクユーザーサポートセンター：support@ask-digital.co.jp

◎**本書に関するお問い合わせは下記までお願いします。**

web
アスク出版公式サイト
「お問い合わせ」「読者アンケート」
https://www.ask-books.com/support/

スマホ

書籍のお問い合わせ

読者アンケート

動画つきで一目でわかる　家庭の介護

要介護にならない！ 自宅でできるかんたんストレッチ

2024年2月25日 初版 第1刷発行

著者	荻野秀一郎（作業療法士、「フラミンゴの介護予防チャンネル」主宰）
発行者	天谷修身
発行	株式会社アスク 〒162-8558 東京都新宿区下宮比町 2-6 TEL：03-3267-6864　FAX：03-3267-6867 URL：https://www.ask-books.com/
装幀・本文デザイン・DTP	藤原由貴
編集	アスク　事業開発部
動画撮影・制作	アスク　映像事業部
印刷・製本	日経印刷株式会社

ISBN 978-4-86639-698-9　　　　　　　　　　　　　　　Printed in Japan
©2024 Shuichiro Ogino　　All Rights reserved.